INTERMITTIERENDES FASTEN

Abnehmen Ohne Diät – Wie Sie Mit Kurzzeitfasten Schnell

(Leckersten Rezepte Zum Intermittierenden Fasten Für Ein Gesundes Abnehmen Mit Genuss)

Ralph Fisher

Herausgegeben von Alex Howard

© **Ralph Fisher**

All Rights Reserved

Intermittierendes Fasten: Abnehmen Ohne Diät – Wie Sie Mit Kurzzeitfasten Schnell (Leckersten Rezepte Zum Intermittierenden Fasten Für Ein Gesundes Abnehmen Mit Genuss)

ISBN 978-1-77485-046-6

☐Copyright 2021 - Alle Rechte vorbehalten.

Dieses Dokument zielt darauf ab, genaue und zuverlässige Informationen zu dem behandelten Thema und Themen bereitzustellen. Die Publikation wird mit dem Gedanken verkauft, dass der Verlag keine buchhalterischen, behördlich zugelassenen oder anderweitig qualifizierten Dienstleistungen erbringen muss. Wenn rechtliche oder berufliche Beratung erforderlich ist, sollte eine in diesem Beruf praktizierte Person bestellt werden.
- Aus einer Grundsatzerklärung, die von einem Ausschuss der American Bar Association und einem Ausschuss der Verlage und Verbände gleichermaßen angenommen und gebilligt wurde.
Es ist in keiner Weise legal, Teile dieses Dokuments in elektronischer Form oder in gedruckter Form zu reproduzieren, zu vervielfältigen oder zu übertragen. Das Aufzeichnen dieser Veröffentlichung ist strengstens untersagt und jegliche Speicherung dieses Dokuments ist nur mit schriftlicher Genehmigung des Herausgebers gestattet. Alle Rechte vorbehalten.
Die hierin bereitgestellten Informationen sind wahrheitsgemäß und konsistent, da jede Haftung in Bezug auf Unachtsamkeit oder auf andere Weise durch die Verwendung oder den Missbrauch von Richtlinien, Prozessen oder Anweisungen, die darin enthalten sind, in der alleinigen und vollständigen Verantwortung des Lesers des Empfängers liegt. In keinem Fall wird dem Verlag eine rechtliche Verantwortung oder Schuld für

etwaige Reparaturen, Schäden oder Verluste auf Grund der hierin enthaltenen Informationen direkt oder indirekt angelastet.

Der Autor besitzt alle Urheberrechte, die nicht beim Verlag liegen.

Die hierin enthaltenen Informationen werden ausschließlich zu Informationszwecken angeboten und sind daher universell. Die Darstellung der Informationen erfolgt ohne Vertrag oder Gewährleistung jeglicher Art.

Die verwendeten Markenzeichen sind ohne Zustimmung und die Veröffentlichung der Marke ist ohne Erlaubnis oder Unterstützung durch den Markeninhaber. Alle Warenzeichen und Marken in diesem Buch dienen nur zu Erläuterungszwecken und gehören den Eigentümern selbst und sind nicht mit diesem Dokument verbunden.

INHALTSVERZEICHNIS

KAPITEL 1: INTERMITTIERENDES FASTEN: VARIANTEN 1

KAPITEL 2: WIE MAN BAUCHFETT LOS WIRD 8

KAPITEL 3: TIPPS UND TRICKS 12

MILDE COUSCOUS-PFANNE MIT EI 19
HÄHNCHEN MIT QUINOA 20
SÜSSKARTOFFELN NACH MEDITERRANER ART 22
LEICHTE, FRISCHE ZUCCHINI-SUPPE 24
REZEPTE UNDEREATING PHASE: 25
GEFÜLLTE ÄPFEL AUS DEM OFEN 26
GRANOLA-SCHALE 27
HIMBEER-JOGHURTDRINK (~ 215 KCAL) 28
OBSTQUARK 29
LOW CARB - PFANNKUCHEN 30
QUARK MIT BEEREN 31
EINFACHER KAROTTEN-ZUCCHINI-SALAT 32
DINKEL-VOLLKORNBROT 33
RÜHREI MIT CHAMPIGNONS, SPINAT UND TOMATEN (~ 300 KCAL) 34
WÜRZIGES BACKOFENGEMÜSE 36
PROTEIN-PFANNKUCHEN 38
THAILÄNDISCHE FISCHSUPPE 40
GEMÜSEAUFLAUF (~ 575 KCAL) 41
FRIKADELLEN MIT KARTOFFELSALAT 43
LOW CARB - CROISSANTS 45
KOKOS-SUPPE MIT GEMÜSE 46
HAWAIIANISCHER FISCHSALAT MIT SEEGRAS 47
HERZHAFTES KÄSE-OMELETTE (~ 425 KCAL) 48
MÖHREN-CURRY 50
NUSS-SCHOKOLADENCREME 51
GRÜNKOHL-DAL MIT BUCHWEIZEN 52
MEDITERRANER SALAT 54
QUINOA GEMÜSESALAT 56

Spinat-Apfel-Saft	57
Schokoladen-Quark mit Obst	58
Low Carb - Pfannkuchen	59
Rührei mit Eiweißbrot	60
Pochierte Eier im Töpfchen	60
Tomatenomelette	63
Deftiges Rührei	64
Sportler-Joghurt	65
Riesengarnelen mit Soba-Nudeln	66
Paprikasalat mit Schinken	68
Cremige Champignonsuppe	70
Käse-Lauch Suppe	71
Protein-Pfannkuchen	72
Spinat-Omelette	73
Ruccola-Spargelsalat mit feinen Steakstreifen	75
Italienisches Obst	77
Fettarme Bratkartoffeln	78
Bananen-Hanfsamen-Quark	79
Quiche vegetarisch	80
Seeteufel-Suppe	82
Lammkoteletts	83
Low Carb - Croissants	85
Hühnchen-Chili	86
Ofen-Hühnchen in mediterraner Zitronensauce	88
Lachs-Gurken-Omelette	90
Pasta	91
Gewürzte Äpfel	92
Orangen-Ingwer-Smoothie	93
Zartes Hühnchen in Orangensoße	94
Griechische Gemüsepfanne	95
Nuss-Schokoladencreme	96
Schnitzelbrötchen to go	97
Türkische Rinderhackbällchen	98
Knödeltaler	100
Smoothie für den Sommer	101
Zitronen-Hühnchen	102

QUINOA GEMÜSESALAT	103
ASIA-MUSCHELN	104
SCHNELL & EINFACH: GARNELEN-CURRY	105
AVOCADO-BOHNEN-SALAT	107
KIWI-ERDBEER-PAPRIKA-SAFT	108
WAFFELN	109
CREMIGE CHAMPIGNONSUPPE	110
TOAST MIT SPIEGELEI	111
GEFÜLLTE AUBERGINEN AN QUINOA UND SAISONALEM GEMÜSE	112
GEMÜSESUPPE MIT EINLAGE	114
SÜSSKARTOFFEL-SUPPE MIT ERDNÜSSEN	115
SEETEUFEL-SUPPE	116
KOHLRABI-BRATLINGE	117
VANILLE-SCHICHTKUCHEN MIT GELIERTEN ERDBEEREN	118
FISCHSUPPE	120
AVOCADO-SALAT MIT FRISCHEN ERDBEEREN	121
ZARTES HÜHNCHEN IN ORANGENSOSSE	122
FRESH CUCUMBER	123
LOW CARB MILCHREIS	124
ZITRONEN-HÜHNCHEN	125
HÄHNCHEN NUGGETS	126
MANGOLDSAUCE	127
GEMÜSEEINTOPF MIT SLOWCOOKER	129
KLEINER WURSTSALAT	131
KÖSTLICHES TABOULÉ MIT KICHERERBSEN	132
ROSENKOHLPFANNE MIT BACON UND PARMESAN	134
EARLY BIRD MUFFINS	136
HÜTTENKÄSE-GEMÜSE-SALAT MIT KNÄCKEBROT	138
KICHERERBSEN-GEMÜSEEINTOPF	140
SCHWARZBEERE ZAUBER	141
WAFFELN	142
LEBERKÄSE-GRATIN	143
RATATOUILLE	144
RHABARBER-KÄSEKUCHEN	145
ROMANASALAT MIT BULGUR	146
GEFÜLLTES PAPRIKA-HÄHNCHEN	148

Tomatensalat mit Weizenkeimen und Kichererbsen	150
Putengeschnetzeltes mit Kohlrabispaghetti	151
Italienisches Hackfleisch	153
Kohl und Guave Wirbel	155
Kartoffelspalten mit Thunfisch an Kapern	157
Hähnchencurry mit Blumenkohlreis	158
Infused Water Apfel-Zimt-Drink	160
Knäckebrot mit Quark und Schinken	161
Möhrencreme-Suppe	162
Omelett mit Kochschinken und Champignons	163
Zucchini gefüllt mit Gemüse	165
Curry-Kokos-Suppe mit Ingwer	167
Rührei mit Schinken und Radieschen-Salat	169
Entenbrust auf Wok-Gemüse	170
Guave Beleber	172
Mozzarella Baggies	173
Gebratenes Gemüse	174
Karotten-Muffins	175
Haferkleie mit Beeren	176
Schnelle Brühe mit Sprossen	177
Belegte Low Carb Schnitten mit Forelle und Rucola	178
Selleriepüree mit Spiegelei und gebratenen Kirschtomaten	180
Kressesuppe mit Räucherlachsstreifen	181
Bündnerfleisch mit Sellerie-Karottensalat	183
Orecciette mit Lachs in Kräuter	184
Kohl Mix	186
Bratmoppel	187
Käse-Champignons	188
Feigen-Rucola-Salat	189
Blumenkohl-Curry	189

Kapitel 1: Intermittierendes Fasten: Varianten

Wie bereits vorweg gesagt, gibt es mehrere Varianten beim Fasten, die Du zudem einfach an Deine Situation anpassen kannst. Generell gilt natürlich bei allen Fastenzeiten (also zum Beispiel in den 17 Stunden), dass Du kein Essen zu Dir nehmen sollst. Das ist übrigens sogar leicht durchzuhalten. Denn nach der Fastenzeit kommen ja wieder die Stunden, in denen Du etwas essen darfst. Befindest Du Dich nun in den Fastenstunden, solltest Du immer darauf achten, ausreichend zu trinken. Nur bitte keine Limonade. Es sollte Wasser (ohne Kohlensäure und ungesüßt), Tee und bei Bedarf kann es auch ein wenig Brühe sein. Sobald wieder die Essensphase kommt, kannst Du Dich auf Wunsch wieder austoben. Wobei ich Dir allerdings dazu rate, auch in dieser Zeit bewusst zu essen, um das Ergebnis deutlich zu verbessern.

Mit den nachfolgenden Varianten findest Du einen ersten Überblick, wie Du das intermittierende Fasten für Dich gestalten kannst und wie es genau aussieht.

16/8 Methode

Diese Methode ist am beliebtesten und gleicht in etwa meinem obigen Beispiel (das jedoch eine 17/7 Methode war). Bei der 16/8 Variante, fastest Du jeden Tag 16 Stunden lang. Dein Körper wird mit diesem neuen Rhythmus keine Probleme haben und sogar sehr positiv darauf reagieren.

In den verbleibenden 8 Stunden darfst Du wieder essen. Natürlich solltest Du nun nicht durchgehend 8 Stunden essen. Ich empfehle Dir in dieser Zeit 2 – 3 ausgewogene Mahlzeiten. Auf Süßwaren würde ich dabei verzichten, ein Muss ist das jedoch nicht unbedingt. Diese Methode werde ich Dir in den nächsten Kapiteln noch einmal genauer vorstellen .

- **16 Stunden jeden Tag fasten**

- **8 Stunden Essensphase.**

Sinnvoll ist es also, das Frühstück ein wenig später einzunehmen, als vielleicht gewöhnlich. Nach bereits 2 Tagen wirst Du Dich daran gewöhnt haben und es wird Dir sogar Spaß machen. **Spätestens** ab 18 Uhr solltest Du nichts mehr essen, damit sich Dein Körper entspannen kann und die Verdauung gut -vor dem Schlafen gehen- funktioniert.

Das Schöne ist ja, das die Fastenzeit sich vor allem über die Schlafenszeit erstreckt und somit besonders einfach fällt. Bei dieser Variante lassen viele das Abendessen aus und nehmen nur ein Frühstück und ein kleines

Mittagessen zu sich. Aber natürlich kannst Du auch ein leichtes Abendessen zu Dir nehmen, falls sich ein Hungergefühl einstellen sollte. Aber spätestens ab 18 Uhr, also mit Beginn Deiner Fastenzeit, sollte das Essen eingestellt werden. Ein warmer Tee unterdrückt bei Bedarf ebenfalls Hungergefühle.

Im Folgenden stelle ich Dir noch eine weitere, ebenfalls sehr beliebte Methode für das Intervallfasten vor.

1:1 Methode
Diese Variante ist ein wenig strenger. Du kannst sie zu Beginn nutzen, um möglichst große Erfolge bei der Gewichtsabnahme zu erzielen oder sie auch später als Übergang.

1:1 bedeutet: 1 Tag normal essen und den anderen Tag komplett auf Nahrung verzichten. Dabei wechseln sich die Tage laufend ab. So kommst Du jede Woche auf 3 – 4 Fastentage.

- 1 Tag essen
- 1 Tag fasten
- Immer im Kreislauf

Besonders wirksam ist das 1:1 intermittierende Fasten für den Gewichtsverlust. Auch diese Variante kann einfach in den bestehenden Alltag integriert werden. Probleme mit der Disziplin gibt es weniger, da ja bereits am nächsten Tag wieder gegessen werden darf.

Also völlig Gegensätzlich zu einer normalen Diät, die gerne abgebrochen wird. Entsprechend groß sind die Erfolge beim 1:1 Intervallfasten. Die 16:8 Methode kannst Du auf lange Zeit nutzen, manche integrieren diese sogar auf Dauer. Die 1:1 Variante hingegen sollte nur für maximal ein paar Wochen genutzt werden, bis Du einen entsprechenden Gewichtsverlust erzielt hast. Danach kannst Du dann einfach auf die 16:8 Methode umstellen. Auch hier lässt sich der sonst gefürchtete Jo-Jo Effekt einfach vermeiden.

Es gibt aber noch weitere Varianten beim intermittierenden Fasten, die ich Dir nun im Folgenden vorstellen möchte.

5:2 Methode

Diese Variante beim intermittierenden Fasten ist noch ein wenig strenger, erzielt aber ebenso gute Ergebnisse. Bei der 5:2 Methode fastest Du an 2 Tagen in der Woche, während Du an den anderen 5 Tagen Essen zu Dir nehmen darfst. Für alle die im Beruf sehr eingebunden sind und bei denen das Essen gehen mit Kunden zum Job gehört, eine interessante Methode, die einfach integriert werden kann. Du musst dabei ausprobieren, welche Fastenmethode Dich persönlich anspricht und welche Du durchhalten kannst.

- 5 Tage essen

- 2 Tage fasten

Oder

- 6 Tage essen
- 1 Tag fasten

Alternativ kannst Du aus der 5:2 Methode auch einfach eine 6:1 Variante machen. Du fastest also nur an einem Tag, an den anderen 6 Tagen darfst Du essen. Ebenso kannst Du die Methode verschärfen auf eine 4:3 Variante, bei der Du an 3 Tagen aufeinander nichts isst und danach erst wieder an den folgenden 4 Tagen. Hier kommt es immer wieder darauf an, wie weit Du Dich disziplinieren kannst. Generell sei angemerkt, das auch diese Methoden nicht auf Dauer praktiziert werden sollten, sondern nur über einen bestimmten Zeitraum, um schnell Gewicht zu verlieren. Danach kann dann wieder auf das 16:8 Fasten übergegangen werden.

20:4 Methode
Bei dieser Variante wird 20 Stunden lang gefastet und 4 Stunden bieten sich danach für die Nahrungsaufnahme an. Diese Zeiteinheiten sind besonders effektiv für den Gewichtsabbau. Der Körper baut dabei besonders viel Körperfett ab und bereits nach kurzer Zeit purzeln die Pfunde wie von selbst.

Auf Dauer sollte diese Variante natürlich nicht gewählt werden. Du kannst nach dem Erreichen Deiner Ziele für die Gewichtsabnahme aber später auf die 16:8 Methode umstellen und so dauerhaft positiv auf Deine Gesundheit einwirken.

36:12 Methode

Auch die 36:12 Methode wird beim intermittierenden Fasten gerne praktiziert. Hierbei fastest Du für 36 Stunden an einem Stück. Danach darfst Du wieder 12 Stunden lang essen. Diese Methode ist besonders effektiv, um das Körperfett diszipliniert abzubauen und ohne große Gefahr auf einen Abbruch. Du könnest zum Beispiel zum Beginn der Woche damit starten.

- 12 Stunden essen
- 36 Stunden fasten
- Sehr effektiv

Am Montag um 8Uhr nimmst Du Dein Frühstück zu Dir, gegen Mittag dann ein leckeres Mittagessen. Am Abend (ab besten **vor** 18 Uhr) noch einmal einen Snack. Dann beginnt die Fastenzeit für 36 Stunden. Die lange Fastenzeit wirkt sich besonders positiv auf die Gewichtsreduktion aus.

4 / 6 Stunden Fasten Methode

Die Variante ist besonders einfach und eignet sich gut für den Einstieg. Du kannst diese Methode nutzen, um in das intermittierende Fasten einzusteigen und danach auf eine andere Variante umsteigen.

- Alle 4 Stunden etwas essen
- Oder alle 6 Stunden

4 bzw. 6 Stunden wird also gefastet. Danach darfst Du wieder etwas essen. Du nimmst also nur alle 4 oder 6 Stunden ein Mahlzeit zu Dir. Effektiv ist diese Alternative für alle, die sonst immer Probleme bei der eigenen Disziplin gehabt hatten.

Auch hier gilt natürlich: In den Fastenzeiten sollte viel getrunken werden.

KAPITEL 2: Wie man Bauchfett los wird

Bei viszeralem Fett handelt es sich allgemein um das sogenannte Bauchfett, was sich in der Bauchhöhle befindet und die inneren Organe umwickelt. Es lässt sich schwer feststellen, wie viel Bauchfett jeder Mensch in sich trägt. Allerdings sind ein vorstehender Bauch oder eine breite Taille oftmals ein Zeichen dafür, dass zu viel dieses Bauchfettes vorhanden ist.
Ein zu viel des viszeralen Fettes kann ein gesundheitliches Risiko darstellen, da ein erhöhtes Risiko besteht, bspw. an Typ-2-Diabetes, am Herzen oder ggf. sogar an bestimmten Krebsarten zu erkranken.
In Fettzellen wird nicht nur überschüssige Energie gespeichert, sie produzieren auch Hormone und entzündliche Substanzen. Dabei sind die viszeralen Fettzellen besonders aktiv und produzieren mehr entzündliche Hormone als andere Fettzellen.
Einige Hormone sind z.B. das IL-6 oder das PAI-1. Über einen langen Zeitraum hinweg können diese Hormone eine langanhaltende Entzündung fördern, was die Wahrscheinlichkeit für eine chronische Erkrankung erhöht. Doch Sie können auch etwas gegen das viszerale Bauchfett tun, indem Sie einen oder mehrere der EAT SMARTER Tipps umsetzen.

Essen Sie mehr lösliche Ballaststoffe
Es gibt lösliche sowie unlösliche Ballaststoffe. Die lösliche Kategorie vermengt sich im Körper mit Wasser

und entwickelt eine dickflüssige Konsistenz, die dabei hilft, den Transport des verdauten Essens vom Magen in den Darm zu verlangsamen.

Wenn die löslichen Ballaststoffe im Dickdarm angekommen sind, werden sie durch die Darmbakterien in kurzkettige Fettsäuren vergoren. Diese Fettsäuren sind wiederum wichtig, da sie als Nahrung für die Darmzellen dienen und zugleich auch das Bauchfett reduzieren können, da sie den Appetit verringern und bspw. auch das Niveau des Hunger-Hormons Ghrelin senken.

Um mehr lösliche Ballaststoffe in Ihre Ernährung einzubauen und somit das viszerale Fett zu verringern, setzen sie vermehrt auf Hülsenfrüchte, Leinsamen, Körner und Süßkartoffeln.

Reduzieren Sie Ihre Zuckeraufnahme

Zucker ist, dank fehlender Nährstoffe und einer hohen Kalorienzahl, leider sehr ungesund. Wer zu viel Zucker zu sich nimmt, riskiert eine Gewichtszunahme. Einige Studien haben nachgewiesen, dass diejenigen, die mehr Zucker zu sich nahmen, dazu neigten, mehr viszerales Fett zu haben.

In Zucker ist etwa 50% Fructose enthalten. Dieser einfache Zucker wird von der Leber verstoffwechselt und kann, wenn er in großen Mengen aufgenommen wird, von der Leber in Fett umgewandelt werden, was wiederum die viszerale Fettlagerung erhöht.

Weniger Zucker sowie Fruchtzucker zu essen, kann also eine wirksame Methode sein, um das lästige Bauchfett zu verringern. Essen Sie hierfür vermehrt frische Lebensmittel, wie Früchte, frisches Gemüse sowie mageres Fleisch und mageren Fisch.

Eiweiß ist für den Abbau von Fett der wichtigste Nährstoff. Wenn Sie also vermehrt Protein in Ihre Mahlzeiten integrieren, werden Sie sich länger satt fühlen, da, ebenso wie bei den löslichen Ballaststoffen, das Niveau des Hunger-Hormons Ghrelin gesenkt wird.

Ein mehr an Protein kann dazu beitragen, dass Ihr Stoffwechsel angekurbelt wird, was einen Gewichtsverlust sowie auch den Abbau des Bauchfettes nach sich zieht. Um Ihre Zufuhr an Eiweiß zu erhöhen, fügen Sie nach Möglichkeit jeder Ihrer Speisen eine Proteinquelle hinzu. Es eignen sich hierfür bspw. Milchprodukte oder Hülsenfrüchte.

Trinken Sie weniger Alkohol

Ab und zu eine geringe Menge an Alkohol ist nicht weiter schädlich und kann sogar gesundheitliche Vorteile mit sich bringen (bspw. Rotwein). Wenn Sie allerdings zu viel und zu häufig Alkohl trinken, kann sich dies auf Ihre Gesundheit und auch auf ihre Taille auswirken.

Das Trinken von zu viel Alkohol kann dazu führen, dass das Fett im Körper als viszerales Fett eingelagert wird. Dies lässt sich oftmals an einem größeren Taillenumfang festmachen, einer der Marker für zu viel Bauchfett.

Das viszerale Fett kann eine langanhaltende Entzündung fördern, was zu einem erhöhten Risiko für chronische Erkrankung führt. Eine gesunde Ernährung in Kombination mit mehr löslichen Ballaststoffen kann dabei helfen, das viszerale Fett zu verringern, da u.a. das Hungerhormonniveau reduziert wird.

Durch den ungesunden Zucker kann sich die Einlagerung von viszeralem Fett vermehren. Versuchen Sie daher mehr frische Lebensmittel zu essen, um weniger Zucker zu sich zu nehmen und somit das Bauchfett zu verringern.

Ein Mehr an Protein kann Ihnen dabei helfen, Gewicht sowie viszerales Fett zu verlieren. Bauen Sie nach Möglichkeit in jede Ihrer Mahlzeiten eine Eiweißquelle ein. Wenn Sie zu viel Alkohol trinken, kann dies die Einlagerung von viszeralem Fett begünstigen. Beschränken Sie daher ihre Alkoholmenge, um dies zu vermeiden.

Mindestens 7 Stunden Schlaf sind nötig, um eine stabile Gesundheit zu gewähren. Außerdem kann eine gute Nachtruhe dabei helfen, das viszerale Fett zu reduzieren.

Chronischer Stress lässt sich mit der Ansammlung von viszeralem Fett in Verbindung bringen. Versuchen Sie daher, mit bewährten Strategien Stress zu reduzieren bzw. ihn nach Möglichkeit gar nicht erst entstehen zu lassen. Intermittierendes Fasten kann Ihnen dabei helfen, das Bauchfett zu reduzieren.

Kapitel 3: Tipps und Tricks

In diesem Kapitel findest du Tipps und Tricks, unterteilt in verschiedene Kategorien, die dir bei deiner Erfahrung mit dem intermittierenden Fasten behilflich sein können und dir manches etwas einfacher machen.

Wenn der Anfang schwer ist

Der Mensch ist ein Gewohnheitstier. Deshalb ist häufig der erste Schritt, weg vom bisher Gewohnten und hin zu Neuem, der schwerste. Wenn du dazu tendierst, Dinge gern auf "morgen" zu verschieben, bist du damit längst nicht allein. Irgendwann muss der erste Schritt aber dennoch getan werden - denn sich etwas vorzunehmen ist zwar die Grundvoraussetzung, ändert aber nichts, solange man nicht irgendwann damit anfängt. Der erste Schritt fällt schon um einiges leichter, wenn du dich gut vorbereitet fühlst. Beschäftige dich im Vorhinein ausreichend damit, was du in deinem Alltag verändern musst, um den Rhythmus und die Essgewohnheiten, die du dir vorgenommen hast, einzuhalten. Bleibe dabei positiv. Hast du konkrete Befürchtungen im Kopf, wie z.B. "Ich kenne mich, ich halt das sowieso nicht durch.", kann es helfen, wenn du dir im Vorhinein schon überlegst, in welchen Situationen du dazu neigst, etwas aufzugeben oder "schwach zu werden." Überlege dir dann, wie du diese Situationen vermeiden oder bestehen kannst. So weißt du, was auf dich zukommt und "traust" dir eher zu, tatsächlich zu starten. Versuche außerdem, dich gedanklich bewusst positiv auf die Veränderung einzustimmen. Halte dir deine Ziele vor Augen und mach dir bewusst, wie schön es sein wird, wenn du sie erreicht hast.

Wenn der Hunger kommt

Mit der Zeit wird dein Körper sich an den neuen Rhythmus gewöhnen. Wenn dir anfangs während der Fastenzeiten der Hunger zu schaffen macht, kannst du Folgendes tun, um durchzuhalten und Heißhungerattacken zu vermeiden:
- Frage dich selbst, ob du wirklich Hunger hast, oder ob du lediglich aus Gewohnheit das Gefühl hast, etwas essen zu müssen.
- Trinke ausreichend! Denn oft wird Hunger mit Durst verwechselt. Außerdem erzeugt auch Flüssigkeit ein Völlegefühl im Magen. Achte darauf, dass zuckerhaltige Getränke im Sinne des Intervall-Fastens vermieden werden sollten. Greife stattdessen lieber zu Wasser und Tee. Generell solltest du versuchen, mindestens 2 Liter pro Tag zu trinken. Auch während der Zeiträume, in denen du nicht fastest, solltest du bei der Wahl deiner Getränke vorsichtig sein. Fruchtsäfte sind in Maßen gesund, enthalten aber trotzdem Kalorien und Zucker. Light Getränke dagegen sind zwar oft stark kalorien- und zuckerreduziert, enthalten aber Zuckerersatzstoffe, die wiederum Heißhungerattacken begünstigen.

- Kaugummi kauen! Das Gefühl, etwas im Mund zu haben und zu Kauen, kann bereits ausreichen, um den Hunger zu dämpfen. Wähle eine zuckerfreie Sorte und trage während der Fastenzeiten eine Packung bei dir.
- Zähne putzen! Bei akutem Heißhunger kann es helfen, die Zähne mit einer geschmacksintensiven Zahncreme zu putzen. Der scharfe Geschmack im Mund, der auch danach noch einige Zeit anhält, kann die Lust etwas zu Essen sofort mindern.
- Lenk dich ab! Versuche deine Gedanken in eine andere Richtung zu lenken, indem du bewusst für Stimulation sorgst, die nichts mit Essen zu tun hat. Gehe an die frische Luft, schaue dir einen guten Film an oder unterhalte dich eine Weile mit Freunden. Oft muss nur eine kurze Zeit überbrückt werden, bis das Heißhungergefühl nachlässt.
- BPC! Hinter dem Kürzel versteckt sich der sogenannte "Bulletproof Coffee" - eine Erfindung des Amerikaners Dave Asprey, die als Wunderwaffe gegen Hunger gilt und die du Zuhause ganz leicht nachmachen kannst. Mische dafür Kaffee mit etwas Butter und einem Teelöffel MCT Öl. MCT Öl wird aus Kokosöl gewonnen und besteht lediglich aus mittelkettigen Fettsäuren, die den Stoffwechsel ankurbeln und denen generell eine gesundheitsfördernde und gewichtsreduzierende Wirkung nachgesagt wird. Dieses spezielle Kaffeemischgetränk - das übrigens überraschend gut schmeckt - gilt als absolute Wunderwaffe gegen Hunger und lässt sich außerdem gut mit dem

intermittierenden Fasten verbinden, da es dem Körper einen Energieschub gibt, ohne ihn aus dem "Fastenmodus" zu holen.

- Akkupressur! Der Akkupressurpunkt gegen den Hunger liegt zwischen Nase und Oberlippe. Lege deinen Zeigefinger auf die Stelle und drücke wiederholt für 15 Sekunden zu. Der Punkt ist mit dem Appetitzentrum im Gehirn verbunden. Durch die Stimulation signalisiert er diesem, dass kein Hunger besteht.
- Wärm dich auf! Durch Wärme entsteht ein Gefühl von Entspannung und Wohlsein. Ein heißes Bad oder auch schon eine heiße Tasse Tee können den Hunger mildern.
- Vorfreude und Genuss! Wenn deine Gedanken ständig um die nächste Mahlzeit kreisen, auf die du gefühlsmäßig noch viel zu lange warten musst, versuche das negative "immer noch 2 Stunden" durch Vorfreude zu ersetzen. Wenn es dann soweit ist, solltest du aber auch nicht alles in zehn Minuten verschlingen, während du nebenbei noch zeitungliest. Nehme die Mahlzeiten wahr, esse jeden Bissen bewusst und genieße es.

Wenn sich der Hunger trotz allem nicht dämpfen lässt, solltest du allerdings auf deinen Körper hören und etwas essen. Veränderungen brauchen Zeit und es ist in Ordnung, kleinere Schritte zu machen. Greife zu einem gesunden, protein- und ballaststoffreichen Snack, lasse dir Zeit beim Essen und versuche, dieses "Fastenbrechen" nicht als Niederlage zu sehen. Denn manchmal kann dich ein kleiner Schritt zurück einen großen Schritt nach vorn bringen.

Wenn die Motivation nachlässt

Es ist ganz normal, dass die Motivation hin und wieder "durchhängt". Im Folgenden findest du einige Methoden, mit denen du dir einen neuen Motivations-Boost verschaffen kannst.
- Sei kreativ! Du kannst beispielsweise eine Collage aus Fotos, Bildern, und kurzen Zitaten erstellen, die dich daran erinnern, warum du das intermittierende Fasten machst. Praktisch für unterwegs: lege einen Ordner auf deinem Smartphone an, in dem du solche Bilder abspeicherst. Den hast du immer bei dir und kannst bei Bedarf jederzeit einen Blick hinein werfen, um dich an deine Gründe zu erinnern.
- Fortschritte festhalten! Lege ein kleines Notizbuch an, in dem du lediglich deine Fortschritte - und NUR die Fortschritte - festhältst. Negativität und Zweifel haben in diesem Buch nichts verloren. Versuche, auch die kleinen Fortschritte zu sehen und wertzuschätzen. Wann immer du das Gefühl hast, dass sich "sowieso nichts ändert" oder alles zu langsam geht kannst du dein kleines Buch zu Hand nehmen und nachlesen, was bisher schon gut funktioniert hat. So vermeidest du, die vielen kleinen Siege zu übersehen, die zusammen zu einem großen Erfolg führen können.

- Visualisierung! Eine tolle Methode, um sich auf das Positive zu besinnen und neue Motivation zu gewinnen, ist die Visualisierung. Schreibe alle Vorteile auf, die das intermittierende Fasten für dich mit sich bringt - sowohl die kurzfristigen, als auch die langfristigen. Kreiere in Gedanken ein Bild, das diese Vorteile widerspiegelt. Und zwar ebenfalls kurzfristige, wie langfristige. Das heißt, stelle dir ein Bild vor, auf dem alle Vorteile - auch die, die erst nach einiger Zeit auftreten werden - bereits eingetreten sind. Du könntest dir beispielsweise dich selbst mit deinem Wohlfühlgewicht vorstellen. Rufe dir dieses Bild immer wieder ins Gedächtnis und versuche dabei ein Gefühl dafür zu entwickeln, wie gut du dich fühlen wirst, wenn du dieses Ziel erreicht hast. Wenn du Probleme hast, dich in dieses Bild einzufinden, weil sich ständig Zweifel beziehungsweise schlichtweg negative Gedanken dazwischen drängen, versuche ruhig zu bleiben und dich nicht entmutigen zu lassen. Nimm den Gedanken die Macht, in dem du sie annimmst, weiterziehen lässt und dann wieder zu deinem Bild zurückkehrst. Sollten diese demotivierenden Gedanken hartnäckig sein und sich nicht so leicht zur Seite schieben lassen, kannst du es mit einem Gedanken-Stop versuchen.
- Sinnvoll belohnen! Kleine Belohnungen können dir helfen, die Motivation zu behalten. Dabei ist es wichtig, dass du deine Belohnungen sinnvoll wählst. Belohne dich nicht mit Dingen, die deinem eigentlichen Ziel in die Quere kommen. Ein riesen Stück Schokotorte ist z.B. keine sinnvolle Belohnung für ein erfolgreich

verlorenes Kilo. Gönne dir stattdessen beispielsweise ein neues Oberteil, einen Kinobesuch oder ein besonderes Körperpflegeprodukt. Du kannst dich spontan für eine Belohnung entscheiden, oder aber schon zu Beginn deiner Erfahrung mit dem intermittierenden Fasten festlegen, wofür und wie genau du dich belohnen möchtest. Letzteres hat den Vorteil, dass du dich von Anfang an auf die Belohnungen freuen kannst und die Sache mit umso mehr Elan beginnst.

Milde Couscous-Pfanne mit Ei

Du brauchst:

- 50 g Couscous
- 1 große Tomate
- 1/2 Zucchini
- 1/2 rote Zwiebel
- 50 g Erbsen aus der Dose
- 2 EL Sahne
- 1 Ei
- 1 TL Paprikapulver
- 1/2 TL
- Salz und Pfeffer

Zubereitung:

Koche das Couscous in einem kleinen Topf mit gesalzenem Wasser und schneide währenddessen das Gemüse in kleine Würfel. Hacke die Zwiebel klein. Erhitze eine Pfanne mit etwas Öl und lasse Zwiebel und Gemüsewürfel, mit etwas Salz und Pfeffer gewürzt, darin garen. Lasse den Couscous abtropfen und gib ihn, sowie auch die Erbsen aus der Dose, dazu. Brate alles für einige Minuten unter Wenden leicht an und verquirle Sahne, Paprikapulver, Eigelb und Eiweiß in einer kleinen Schale miteinander. Gieße das Gemisch gut verteilt über Gemüse und Couscous in der Pfanne und brate alles für weitere 5 Minuten. Würze zum Schluss mit Salz und Pfeffer.

Hähnchen mit Quinoa

Zutaten:

- Ca. 350 g Hähnchenbrustfilet
- 60 g Quinoa
- 1 Avocado
- 100 g Kichererbsen
- 1 Paprika
- ½ Limette
- 1 EL Koriander gehackt
- 1 EL Sesamöl
- 1 TL Sesam
- Eine Prise Salz + Pfeffer

Zubereitung

Unter fließenden Wasser den Quinoa waschen und danach garen. Genau Angaben zum Garen findest Du meistens auf der Packungsbeilage. Nun das Fleisch waschen und trocken tupfen. Am besten jetzt in kleine Streifen schneiden und mit dem Sesamöl in einer Pfanne vorsichtig anbraten.

Jetzt die Paprika in Streifen oder kleine Stücke schneiden und mit in die Pfanne geben. Braten bis alles gar ist. Das Fleisch der Avocado in kleine Stücke schneiden. Ist der Quinoa fertig, kann dieser nun mit der Limette, dem Sesam, dem Koriander sowie Salz und Pfeffer vermischt werden. Danach alles gemeinsam mit dem Fleisch in einer schönen Schüssel anrichten und das Mahl kann beginnen!

Süßkartoffeln nach mediterraner Art

Zutaten:

2 Süßkartoffeln

1 Dose Kichererbsen

1 EL Olivenöl

1/2 TL je Kumin, Koriander, Zimt, Paprika

Salz oder etwas Zitronensaft

Knoblauch

Soße:

50 g Hummus

Saft von einer halben Zitrone

1 TL Dill

3 Knoblauchzehen, gehackt

Wasser/Mandelmilch zum Verdünnen

Zum Garnieren:

Cherry Tomaten, gehackt

klein gehackte Petersilie

1 EL Zitronensaft

Chili Sauce
Zubereitung:

Ofen auf ca. 180° C vorheizen, währenddessen die Süßkartoffeln waschen und halbieren. Die Kartoffeln dann auf einem Backblech auslegen und die Kichererbsen daneben verteilen. Olivenöl und Gewürze darüber geben und 20 Minuten im Ofen rösten. In der Zeit die Soße aus den anderen Zutaten mischen. Vor dem Servieren Soße und Garnierung über Süßkartoffeln und Kichererbsen verteilen.

Leichte, frische Zucchini-Suppe

Zutaten:

1 TL Olivenöl oder Kokosöl
1 Zwiebel, gehackt
2 Zehen frischer Knoblauch, zerdrückt
3 große Zucchini, gehackt
1 Tasse grüne Blätter (z.B. Grünkohl, Spinat), zerrissen
2 Tassen (500 ml) Gemüsebrühe
Salz, Pfeffer

Zubereitung:

Wasche und zerteile das Gemüse.
Zwiebel und Knoblauch im Öl erhitzen.
Zucchini und Blätter dazugeben.
Brühe hinzugeben, zum Kochen bringen und dann 10 min. Köcheln lassen bis die Blätter weich sind.
Mit einem Stabmixer mixen, bis die gewünschte Konsistenz erreicht ist.
Garnieren mit Petersilie, griechischem Joghurt oder Zucchini-Stückchen.

(pro Portion: 60 Kalorien, 3,5 g Fett, 5 g Kohlenhydrate, 1 g Eiweiß)

Rezepte Undereating Phase:

Hähnchenschenkel:

Zutaten für 2 Personen:
- 2 Hähnchenschenkel
- 2 Tomaten
- 1 Knoblauchzehe
- Paprikapulver
- Salz und Pfeffer
- 1 EL Olivenöl
- 3 Stängel Petersilie
- 3 Stängel Basilikum

Zubereitung:

Nehmen sie eine Schüssel zur Hand und geben sie in diese das Olivenöl, 1 EL Paprikapulver und eine ausgepresste Knoblauchzehe und vermischen sie dies, legen sie in diese Marinade dann die Hähnchenschenkel und reiben sie diese damit ein. Danach braten sie die Hähnchenschenkel in einer Pfanne an und geben kurz vor dem Ende die in Scheiben geschnittenen Tomaten hinzu und braten diese mit an und würzen sie das ganze mit Salz und Pfeffer.

Gefüllte Äpfel aus dem Ofen

Du brauchst:

- 2 Äpfel
- 150 g Quark
- 1 EL Honig
- 1 EL Zitronensaft
- 4-5 Walnüsse
- 2 EL Mandelblättchen
- 1 TL Zimt
- 1 TL Butter

Zubereitung:

Heize den Ofen auf 180°C Umluft vor. Wasche die Äpfel und entferne das Kerngehäuse. Fette eine kleine Auflaufform mit etwas Butter, platziere die Äpfel darin und schiebe sie für etwa 20 Minuten in den Ofen. Während die Äpfel backen, kannst du bereits die Füllung zubereiten. Verrühre dafür den Quark mit Zitronensaft, Zimt und Honig. Breche die Walnüsse in kleinere Stücke und gib sie dazu. Erhitze anschließend eine Pfanne ohne Fett und röste die Mandelblättchen, bis sie an der Rändern braun werden. Fülle die Löcher der Äpfel, nachdem sie fertig gebacken sind, mit einem Teil der Quarkmischung. Platziere den Rest daneben und garniere das Gericht mit den gerösteten Mandelblättchen.

Granola-Schale

Zutaten für eine Portion:
150 g griechischer Naturjoghurt
125 g Buchweizen-Flocken
100 g Haferflocken
50 g gehackte Mandeln
50 g gehackte Walnüsse
50 g getrocknete Erdbeeren
60 ml Olivenöl
1 TL Ingwer
1 TL Zimt
1 TL Honig

Zubereitung:
Buchweizen-Flocken, Haferflocken, Mandeln, Walnüsse, Erdbeeren, Ingwer und Zimt miteinander vermischen.
Olivenöl mit dem Honig verrühren und kurz erhitzen.
Über die Nuss-Flocken-Mischung geben und alles gut verrühren.
Masse gleichmäßig auf einem Backblech verteilen.
Bei 150° C für 50 Minuten backen.
Leicht abkühlen lassen und mit Naturjoghurt servieren.

Zubereitungszeit: 65 Minuten

Himbeer-Joghurtdrink (~ 215 kcal)

150 g Himbeeren

150 g Naturjoghurt

75 ml Milch

1 TL Honig

1 TL Zitronensaft
Zubereitung:

Waschen Sie die Himbeeren und füllen Sie sie in den Mixer. Geben Sie Joghurt, Milch, Honig und Zitronensaft dazu und verarbeiten Sie alles zu einer cremigen, dickflüssigen Konsistenz.

Obstquark

Portionen: 2
Nährwerte je Portion:
Kcal: 407, Eiweiß: 16 g, Fett: 23 g, Kohlenhydrate: 30 g, Ballaststoffe: 3 g

Zutaten

10 EL frisches Obst nach Wahl (Äpfel, Beeren, Bananen)
4 EL Haferkleie
6 EL Milch (Fettgehalt: 3,5 %)
6 EL Magerquark
2 EL Weizenkeimöl
2 EL Leinöl
2 TL Ahornsirup
einige Spritzer Zitronensaft
2 TL Mandelsplitter zum Garnieren

Zubereitung

1. Das Obst waschen, Beeren verlesen, Erdbeeren in Scheiben schneiden, Äpfel in Schnitze schneiden, Banane schälen, in Scheiben schneiden.
2. Milch, Quark, Weizenkeimöl, Leinöl, Ahornsirup, Haferkleie, Zitronensaft und Quark in einen Mixer füllen, die Milch zufügen, das Ganze pürieren.
3. Die Quarkspeise in ein Schälchen füllen, mit Mandelsplitter bestreuen.

Low Carb - Pfannkuchen

Zutaten:
3 Eier (M)
300 g Sojamehl
200 ml Buttermilch
1 Vanilleschote
1 TL Zimt

Zubereitung:
Vanillemark auskratzen.
Mit den restlichen Zutaten zu einem cremigen Teig verrühren.
In heißem Öl ausbacken.

Quark mit Beeren

(300 kcal, 12 g Eiweiß, 3,9 g Kohlenhydrate, 2 g Fett)

Zutaten:

100 g Magerquark
Milch
20 g Beeren (nach Belieben)

Zubereitung:

Fülle den Magerquark in eine Schüssel und rühre ihn mit etwas Milch cremig.
Nun füge einen Teil der Beeren hinzu und behalte einige zur Dekoration zurück.
Verteile die restlichen Beeren auf dem Quark und genieße ihn.

Einfacher Karotten-Zucchini-Salat

Du brauchst:

Für den Salat

- 1/2 Zucchini
- 2-3 Karotten
- 1 EL Kürbiskerne

Für das Dressing

- 1 EL Apfelessig
- 1 EL Leinöl
- 50 g Naturjoghurt
- 1/2 TL Senf
- 1 EL frische Petersilie
- 1-2 EL Wasser
- Salz und Pfeffer

Zubereitung:

Wasche die Zucchini und schäle die Karotten. Rasple beides in feine Streifen. Mische für das Dressing Wasser, Apfelessig, Leinöl und Joghurt, rühre Senf und Petersilie ein und würze mit Salz und Pfeffer. Garniere den Salat mit Kürbiskernen.

Dinkel-Vollkornbrot

Zutaten für 1 Brot:
750 g Dinkelvollkornmehl
600 ml Wasser
1 Würfel Hefe
6 EL Sonnenblumenkerne
2 EL Chiamsamen
1 EL Salz
1 TL Zucker

Zubereitung:
Mehl, Hefe, Salz, Zucker und Wasser zu einem glatten Teig verarbeiten.
Sonnenblumenkerne und Chia-Samen unterheben.
Für 20 Minuten gehen lassen.
Bei 200°C für 45 Minuten backen.

Zubereitungszeit: 80 Minuten

Rührei mit Champignons, Spinat und Tomaten (~ 300 kcal)

2 Eier

40 ml Milch

1 EL Sahne

50 g Champignons

50 g Babyspinat

5 Cherrytomaten

1/2 Zwiebel

25 g geriebener Gouda

Salz und Pfeffer

Öl für die Pfanne
Zubereitung:

Verquirlen Sie zunächst die Eier mit Milch und Sahne und würzen Sie kräftig mit Salz und Pfeffer. Hacken Sie die Zwiebel fein und braten Sie die Zwiebelstücke in einer Pfanne mit etwas Öl an. Waschen und halbieren Sie die Tomaten, schneiden Sie die Champignons in Scheiben und waschen Sie den Babyspinat, bevor Sie ihn grob hacken. Füllen Sie nun die Ei-Masse zu den Zwiebeln in die Pfanne und mischen Sie das Gemüse und den Käse darunter. Warten Sie, bis die Masse etwas fest wird und rühren Sie dann sorgfältig um. Backen Sie das Rührei goldgelb aus und schmecken Sie bei Bedarf nochmals mit Salz und Pfeffer ab.

Würziges Backofengemüse

Portionen: 2
Zutaten
250 g Schafskäse
3 Tomaten
1 Zucchini
1 ½ Zwiebeln
½ roter Paprika
½ gelber Paprika
1 Knoblauchzehe
1 ½ EL Olivenöl
1 Stengel frischer Thymian
1 Stiel frischer Oregano
1 Stengel frisches Basilikum
Salz
Pfeffer
Cayennepfeffer
Zubereitung

1. Backofen auf Umluft 180 °C vorheizen, 1 Auflaufform leicht einfetten.
2. Paprika waschen, entkernen, weiße Fruchthäute entfernen, grob würfeln.
3. Zucchini waschen, Enden abschneiden, grob würfeln.
4. Tomaten waschen, achteln.
5. Zwiebeln abziehen, hobeln; Knoblauch abziehen, hacken.

6. Oregano, Thymian und Basilikum abbrausen, hacken.
7. Schafskäse in 8 Scheiben schneiden.
8. Das vorbereitete Gemüse in eine Schüssel geben, mischen.
9. Olivenöl zufügen, mischen.
10. Zwiebeln, Knoblauch und Kräuter zugeben, mischen. Mit Salz und Pfeffer würzen, mit Cayennepfeffer pikant abschmecken.
11. Den Käse in die Auflaufform legen, das Gemüse auf dem Käse verteilen.
12. Die Form in den Backofen stellen, 30 - 45 Minuten garen.

Protein-Pfannkuchen

Zutaten:
4 Eier (M)
4 EL Proteinpulver
140 g Frischkäse
Stevia nach Bedarf

Zubereitung:
Alle Zutaten solange miteinander verrühren, bis eine schaumige Masse entsteht.
Proteinpfannkuchen in heißem Öl ausbacken.

Hähnchen in Tomatensoße

(400 kcal, 23,6 g Eiweiß, 9 g Kohlenhydrate, 7,1 g Fett)

Zutaten:

100 g Hähchenbrustfilet
4 Tomaten
Tomatenmark
Albaöl
Oregano (getrocknet, gerebbelt)
Basilikum
Mehl
1 Zwiebel

Zubereitung:

Brate das Filet in einer Pfanne mit etwas Albaöl an.

Schwitze nun die Zwiebeln gehackt in einem Topf mit etwas Albaöl an und streue etwas Mehl hinein, sodass sich Klumpen bilden.
Lösche dies mit Tomaten und etwas Wasser ab.
Gib nun etwas Tomatenmark hinein und schmecke es ab.
Würze die Soße mit Salz und lasse sie köcheln.
Füge nun Oregano und frischen Basilikum hinzu und lasse es köcheln. Das Filet kannst du nun mit der Soße auf einem Teller platzieren.

Thailändische Fischsuppe

Zutaten für 4 Portionen:
750 ml Gemüsebrühe
250 g Pangasius-Filet (wahlweise ein anderer Weißfisch)
120 g Champignons
1 Stück Ingwer
1 Chilischote
1 Knoblauchzehe
¼ Bund Koriander
4 EL Limettensaft
1 EL Fischsoße

Zubereitung:
Ingwer, Chili und Knoblauch putzen und fein hacken.
Gemeinsam mit der Gemüsebrühe aufkochen.
Fischfilets waschen, trocken tupfen und klein schneiden.
Champignons putzen und würfeln.
Beide Zutaten zur Suppe geben.
Für mindestens 12 Minuten köcheln, bis der Fisch gar ist.
Suppe mit Limettensaft und Fischsoße abschmecken.
Mit gehacktem Koriander servieren.

Zubereitungszeit: 20 Minuten

Gemüseauflauf (~ 575 kcal)

1/3 Romanesco

1 Karotte

75 g Champignons

1/2 rote Paprika

1 mittelgroße Kartoffel

1/2 Zwiebel

150 ml Milch

3 EL Sahne

50 g geriebener Gouda

2 gehäufte TL Speisestärke

1 TL Butter

Gemüsebrühpulver

Salz und Pfeffer

Margarine für die Form
Zubereitung:

Heizen Sie den Ofen auf 180 °C Ober-/ Unterhitze vor. Erhitzen Sie einen Topf mit Wasser, schälen Sie die Kartoffel und kochen Sie sie für etwa 10 Minuten darin.

Waschen Sie den Romanesco und zerteilen Sie ihn in Röschen. Waschen Sie die Pilze, sowie die Paprika, schneiden Sie Ersteres in Scheiben und Letzteres in Streifen. Hacken Sie die Zwiebel fein. Schälen Sie die Karotte und schneiden Sie sie in etwa fingerdicke Scheiben. Fetten Sie eine geeignete Form mit Margarine ein und füllen Sie das Gemüse hinein. Gießen Sie die Kartoffel ab, schneiden Sie sie in mundgerechte Stücke und geben Sie sie ebenfalls in die Form. Zerlassen Sie etwas Butter in einem Topf und braten Sie die Zwiebelstücke darin an. Gießen Sie, sobald die Zwiebeln braun werden, die Milch und die Sahne in den Topf und rühren Sie die Speisestärke mit etwas kaltem Wasser an. Würzen Sie die Milch mit Gemüsebrühenpulver, sowie Salz und Pfeffer und rühren Sie die gelöste Speisestärke ein, bevor die Milch zu kochen beginnt. Lassen Sie sie unter Rühren aufkochen und gießen Sie die Masse anschließend über das Gemüse in die Form. Bestreuen Sie den Auflauf mit dem geriebenen Gouda und schieben Sie ihn für etwa 40 Minuten in den Ofen.

Frikadellen mit Kartoffelsalat

Portionen: 4
Nährwerte je Portion:
Kcal: 435, Eiweiß: 26 g, Fett: 16 g, Kohlenhydrate: 44 g, Harnsäure: 155 mg

Zutaten
350 g mageres Rinderhackfleisch
50 g Knollensellerie
1 Zwiebel
1 Scheibe Toastbrot
1 Karotte
1 Ei
4 Zweige Thymian
½ Bund Petersilie
2 EL Olivenöl
1 EL mittelscharfer Senf
Salz
Pfeffer

Salat
1 kg vorwiegend festkochende Kartoffeln
1 Bund Radieschen
½ Bund Frühlingszwiebeln
4 EL Kräuteressig
2 EL fettarme Salatcreme
1 EL Olivenöl
Salz
Pfeffer
Kresse
150 ml hefefreie Gemüsebrühe

Zubereitung

1. Kartoffeln als Pellkartoffeln zubereiten, pellen, in Scheiben schneiden, in eine Schüssel geben.
2. Gemüsebrühe in einen Topf gießen, erhitzen.
3. Frühlingszwiebeln abziehen, Zwiebelgrün waschen, beides in Ringe schneiden.
4. In eine beschichtete Pfanne 1 EL Öl geben, erhitzen. Das Weiße der Frühlingszwiebeln zufügen, dünsten. Ablöschen mit der heißen Gemüsebrühe.
5. Würzen mit Essig, Salatcreme, Salz, Pfeffer.
6. Das Ganze zu den Kartoffeln geben, mischen.
7. Radieschen putzen, in Scheiben schneiden, zu den Kartoffeln geben, mischen.
8. Kresse abbrausen, mit dem Zwiebelgrün zu den Kartoffeln geben.
9. Den Kartoffelsalat in den Kühlschrank stellen, einige Zeit ruhen lassen.
10. In eine kleine Schüssel warmes Wasser geben, Toastbrot zufügen, einweichen.
11. Zwiebel abziehen, hacken. Kräuter abbrausen, ebenfalls fein hacken.
12. Sellerie putzen, Karotte schälen, beides fein raspeln.
13. Hackfleisch in eine Schüssel geben, Ei und das ausgedrückte Toastbrot zufügen, miteinander verkneten.
14. Würzen mit Senf, Salz, Pfeffer.

Low Carb - Croissants

Zutaten:
100 g Magerquark
100 g Butter
6 EL Proteinpulver
2 TL Johanniskernmehl
1 Ei
Salz

Zubereitung:
Alle Zutaten, bis auf das Ei, zu einem gleichmäßigen Teig verkneten.
Fertigen Teig in Frischhaltefolie wickeln und für mindestens eine Stunde kühl stellen.
Anschließend ein bis zwei Zentimeter dick ausrollen.
In Dreiecke schneiden und seitlich aufrollen.
Ei verquirlen und die Croissants damit bestreichen.
Bei 170°C für 18 bis 20 Minuten backen.

Kokos-Suppe mit Gemüse

(400 kcal, 16 g Eiweiß, 3,8 g Kohlenhydrate, 0 g Fett)

Zutaten:

300 ml Kokosmilch
20 g Kokosraspel
1 Porrée
Petersilie
Sellerie (nach Belieben)
Salz und Pfeffer

Zubereitung:

Koche die Kokosmilch in einem Topf auf und schneide den Porrée in Ringe.
Schneide auch den Sellerie in kleine Würfel und füge beides der Kokosmilch hinzu.
Gib nun die Kokosraspel hinzu und schmecke alles mit Salz und Pfeffer ab.
Zupfe einige Blätter frischer Petersilie ab und füge sie hinzu.
Gib zum Schluss die Kokosraspel hinein und lasse alles gut köcheln.

Hawaiianischer Fischsalat mit Seegras

Zutaten für 4 Personen:
4 frische Thunfischsteaks
75 g Seegras
1 Frühlingszwiebel
1 Gemüsezwiebel
1 Chili
50 g Macadamianüsse
4 EL Sojasoße
2 TL Sesamöl
2 TL Sesamsamen
1 TL frischer Ingwer
Meersalz, Zitronensaft

Zubereitung:
Macadamianüsse für zehn Minuten bei 160°C rösten.
Kurz abkühlen lassen und klein hacken.
Sesamsamen ohne Öl in der Pfanne rösten.
Thunfischsteaks in mundgerechte Stückchen schneiden.
Mit den restlichen Zutaten vermengen.
Mit Salz und Zitronensaft abschmecken.
Vor dem Servieren mindestens 2 Stunden durchziehen lassen.

Zubereitungszeit: 20 Minuten

Herzhaftes Käse-Omelette (~ 425 kcal)

2 Eier

25 ml Sahne

50 g geriebener Gouda

1/4 Zwiebel

4 Cherrytomaten

1/4 Lauchstange

1 EL gehackter Schnittlauch

1 TL Butter

Gemüsebrühpulver

Salz und Pfeffer
Zubereitung:

Hacken Sie die Zwiebel und den Lauch fein, waschen Sie die Tomaten und schneiden Sie sie in gleichmäßige Scheiben. Verquirlen Sie die Eier mit der Sahne und dem Schnittlauch und würzen Sie mit Gemüsebrühpulver, Salz und Pfeffer. Zerlassen Sie die Butter in einer Pfanne und braten Sie die Zwiebelstücke kurz darin an, bevor Sie den Lauch, die Tomaten und die Ei-Masse dazu füllen. Streuen Sie den Gouda darüber, warten Sie, bis die Masse sich zu verfestigen beginnt, wenden Sie das Omelette dann und braten Sie es von beiden Seiten goldgelb an.

Tipp: Essen Sie gerne scharf? Dann schneiden Sie eine halbe Chilischote in hauchfeine Ringe und geben Sie diese zur Ei-Masse bevor diese fest wird.

Möhren-Curry

Portionen: 4
Nährwerte je Portion:
Kcal: 190, Eiweiß: 5 g, Fett: 14 g, Kohlenhydrate: 6 g
Zutaten
4 Möhren (Gesamtgewicht: 500 g)
1 Bund Petersilie
1 Zwiebel
200 ml Gemüsebrühe
2 EL Rapsöl
2 EL Mandelstifte
2 EL Sonnenblumenkerne
2 TL Curry
Salz
Pfeffer
Zubereitung

1. Möhren gründlich putzen, in Stifte schneiden.
2. Zwiebel abziehen, in Würfel schneiden.
3. Rapsöl in einen großen Topf geben, erhitzen. Zwiebel zufügen, glasig dünsten.
4. Mandeln, Sonnenblumenkerne zufügen, kurz dünsten, mit Curry bestreuen.
5. Möhren zugeben, umrühren. Mit Gemüsebrühe ablöschen, bei geringer Hitze 10 Minuten garen.
6. Petersilie abbrausen, Blättchen abzupfen, hacken, zum Curry geben, mischen.

7. Das Curry würzen mit Salz, Pfeffer, mit Chili pikant abschmecken.

Nuss-Schokoladencreme

Zutaten:
150 ml Mandelmilch
100 g gemahlene Mandeln
3 EL Kakaopulver
3 EL Proteinpulver (Schokolade)
Stevia nach Bedarf

Zubereitung:
Alle Zutaten solange miteinander verrühren, bis eine cremige Masse entsteht.
In ein Glas abfüllen und im Kühlschrank aufbewahren.

Grünkohl-Dal mit Buchweizen

Zutaten für eine Portion:
300 ml Gemüsebrühe
50 ml Kokosmilch
5 Grünkohlblätter
1 Knoblauchzehe
1 Thai-Chilischote
¼ rote Zwiebel
5 EL Buchweizen
4 EL rote Linsen
2 TL Kurkuma
1 TL Olivenöl
1 TL Senfsamen
1 TL frischer Ingwer
1 TL Curry

Zubereitung:
Rote Linsen über Nacht einweichen. Senfkörner in Olivenöl erhitzen.
Zwiebel, Knoblauch, Ingwer und Thai-Chili putzen und fein hacken.
Zu den Senfkörnern geben, wenn diese springen.
Fünf Minuten glasig braten und anschließend mit Gemüsebrühe ablöschen.
1 EL Kurkuma, Currypulver und Linsen zugeben. 25 Minuten köcheln, bis die Linsen gar sind. Kohl und Kokosnussmilch zugeben und fünf Minuten köcheln.
In der Zwischenzeit den Buchweizen zubereiten.

Mit Grünkohl-Dal servieren.

Zubereitungszeit: 45 Minuten (plus 8 h Einweichzeit)

Mediterraner Salat

Portionen: 4
Nährwerte je Portion:
Kcal: 224, Eiweiß: 10 g, Fett: 16 g, Kohlenhydrate: 9 g
Zutaten
650 g Brokkoli
150 g Cocktailtomaten
100 g Feta aus Schafsmilch
8 in Öl eingelegte, getrocknete Tomaten
3 Frühlingszwiebeln
1 Knoblauchzehe
1 Bund Petersilie
4 EL Olivenöl
2 EL Balsamico
Salz
Pfeffer
Zubereitung

1. Brokkoli in Röschen teilen, putzen, abtropfen lassen.
2. Salzwasser in einem Topf zum Kochen bringen, Brokkoli hineingeben, 5 Minuten dünsten, abschütten und abkühlen lassen.
3. Zwiebeln abziehen, in Ringe schneiden.
4. Tomaten waschen, halbieren.
5. Brokkoli mit Zwiebeln und Tomaten in eine Schüssel geben.

6. Dressing: Balsamico in eine weitere Schüssel geben, würzen mit Salz, Pfeffer. Öl zufügen, unterrühren.
7. Petersilie abbrausen, Blättchen abzupfen, hacken, zum Dressing geben, mischen.
8. Dressing über das Gemüse geben, durchmischen.
9. Feta würfeln, zum Salat geben, mischen.

Quinoa Gemüsesalat

Zutaten:
5-6 Salatblätter
1 Gurke
1 Karotte
1-2 Frühlingszwiebeln
½ Tasse Quinoa
3 EL Zitronensaft
1 EL natives Olivenöl
Salz

Zubereitung:
Quinoa kochen.
Salatblätter waschen und abtropfen.
Gurke schälen und würfeln.
Karotte reiben.
Zwiebeln fein schneiden.
Alle Zutaten in einer Salatschüssel vermischen.
Olivenöl und Zitronensaft träufeln.
Salz und Pfeffer zum Abschmecken.

Spinat-Apfel-Saft

50 g Spinat
200 g Apfel
50 g Sellerie
200 g Birne

Zum Suppenfasten findest du hier nun auch noch ein paar Rezepte, damit es dir nicht so langweilig wird und du jeden Tag dieselbe Suppe essen musst. Koche die Zutaten mit 500 ml Wasser und püriere sie danach mit einem Pürierstab oder gib die Suppe in einen Mixer, damit diese schön cremig wird.

Schokoladen-Quark mit Obst

Für 1 Person

Zutaten:
250g Magerquark
Wasser
1 EL entöltes Kakaopulver
Obst nach Wahl, z.B.
1 EL Himbeeren oder Blaubeeren oder Brombeeren
½ Banane oder Mango
2 TL Sesam
Süßstoff nach Bedarf

Zubereitung:
Den Quark mit etwas Wasser zu einer cremigen Masse verrühren, das Kakaopulver hinzugeben und erneut gut verrühren. Süßstoff nach Geschmack hinzufügen.
Mit dem Obst Ihrer Wahl garnieren. Wer möchte, kann das Ganze mit geröstetem Sesam verfeinern. Dazu den Sesam in einer Pfanne ohne Öl rösten.

Low Carb - Pfannkuchen

Zutaten:
3 Eier (M)
300 g Sojamehl
200 ml Buttermilch
1 Vanilleschote
1 TL Zimt

Zubereitung:
Vanillemark auskratzen.
Mit den restlichen Zutaten zu einem cremigen Teig verrühren.
In heißem Öl ausbacken.

Rührei mit Eiweißbrot

Zeitaufwand: 5 Minuten

Nährwertangaben pro Portion:
Kcal: 290
Protein: 24g
Fett: 18g
Kohlenhydrate: 8g

Zutaten für 2 Portionen:
4 Eier
2 Esslöffel fettarme Milch
1 Esslöffel Butter
2 Scheiben Eiweißbrot (ca. 2 x 50 g)
etwas gehackte Petersilie, Prise Salz
Zubereitung:

1. 4 Eier aufschlagen und mit Salz sowie Milch verquirlen. Butter in der Pfanne schmelzen und aufgeschlagene Eier hinzugeben.
2. Einige Sekunden stocken lassen. Für 2 Minuten unter ständigem Rühren auf der Kochstelle belassen.
3. Fertiges Rührei auf die zwei Brotscheiben verteilen und mit gehackter Petersilie garnieren.

Pochierte Eier im Töpfchen

Zutaten für 2 Portionen

75 g Babyspinat
4 EL Creme Fraiche
2 Eier
n.B. Schwarzer Pfeffer
25 g Räucherlachs
2 Scheiben Vollkorntoast

Außerdem:
Zwei ofenfeste Förmchen, (circa 9 cm Durchmesser)
Nährwertangaben pro Portion
Kcal: 245 kcal; Kohlenhydrate: 15 g; Fett: 7,2 g; Eiweiß: 11,9

◢ Zubereitung

Den Backofen auf 180° C vorheizen.
Den Babyspinat waschen und in ein mikrowellenfestes Gefäß geben. Anschließend auf höchster Stufe für circa 30 Sekunden erhitzen, bis er in sich zusammenfällt. Die überflüssige Flüssigkeit abgießen und den Spinat beiseitestellen.
Creme Fraiche und Babyspinat auf die beiden Förmchen aufteilen.
In beide Förmchen jeweils ein Ei aufschlagen und mit Salz und schwarzem Pfeffer würzen.
Die Förmchen auf ein tiefes Backblech stellen und das Backblech zur Hälfte mit Wasser befüllen.
Die pochierten Eier für 15 Minuten backen, bis das Eiweiß fest und das Eigelb noch fast flüssig ist.
Jedes Töpfchen mit etwas Räucherlachs garnieren und mit einer frisch getoasteten Scheibe Vollkorntoast servieren.

Tomatenomelette

Zutaten:
2 Eier
½ Glas Milch
1 kleine Tomaten
50g Pilze
Etwas Schnittlauch
Salz und Pfeffer
Zubereitung:

1. Alle Zutaten in eine Schüssel geben und gut mischen.
2. Eine Pfanne mit Olivenöl erhitzen, die Hälfte der Mischung hinzugeben, beide Seiten goldbraun anbraten und das fertige Omelette servieren.

Deftiges Rührei

Portionen: 1 Portion
Zeitaufwand: 10 Minuten
Nährwertangaben: ca. 450 kcal

Zutaten:
6 Eier
1 Tomate
1/2 Zwiebel
1 Handvoll Schinken, gewürfelt
Messerspitze Butter
Salz, Pfeffer, Currypulver

Zubereitung:

1. Gewürfelte Zwiebel in etwas Butter andünsten, Tomate und Schinken würfeln und mit braten. Eier in einer Schüssel vermengen und in die Pfanne geben.

2. Abschließend alles mit Salz, sowie Pfeffer und Currypulver abschmecken.

Sportler-Joghurt

Portionen: 1 Portion
Zeitaufwand: 5 Minuten
Nährwertangaben: ca. 250 kcal

Zutaten:
150 g Naturjoghurt
150 g Quark Magerstufe
1 Apfel
1 Banane
40 g Haferflocken
1 Handvoll Nüsse
1 Packung Heidelbeeren

Zubereitung:

1. Quark und Joghurt miteinander vermengen und Haferflocken dazu mischen. Apfel und Banane klein schneiden und ebenfalls unterheben. Nüsse nach Belieben zerkleinern und unter die Mischung geben.

2. Abschließend die Heidelbeeren unterheben. Je nach Belieben kann zwischen verschiedenen Obstsorten gewählt werden. Bei Bedarf mit etwas Honig süßen.

Riesengarnelen mit Soba-Nudeln

Zutaten für eine Portion:
150 g geschälte Riesengarnelen
100 ml Hühnerbrühe
75 g Soba-Nudeln
75 g grüne Bohnen
5 Grünkohlblätter
1 Knoblauchzehe
1 Thai-Chilischote
½ Selleriestange
¼ rote Zwiebel
2 TL Sojasoße
2 TL Olivenöl
1 TL frischer Ingwer
1 TL Liebstöckel

Zubereitung:
Soba-Nudeln nach Packungsanleitung zubereiten.
Knoblauch und Thai-Chilischote putzen und fein hacken.
Zwiebeln und Sellerie schälen und in Scheiben schneiden.
Bohnen und Grünkohl waschen, putzen und grob hacken.
Wok erhitzen und 1 TL Olivenöl hineingeben.
Sojasoße und Garnelen zugeben und drei Minuten braten.
Garnelen aus dem Wok nehmen und beiseitestellen.
Restliches Öl erhitzen.

Nach und nach das Gemüse zugeben und kurz anbraten.
Mit Gemüsebrühe ablöschen.
Nudeln und Garnelen zugeben und für fünf Minuten köcheln.
Mit Liebstöckel servieren.

Zubereitungszeit: 35 Minuten

Paprikasalat mit Schinken

Portionen: 4
Nährwerte je Portion:
Kcal: 200, Eiweiß: 25 g, Fett: 6,9 g, Kohlenhydrate: 9 g
Zutaten
1 roter Paprika
1 gelber Paprika
2 Knoblauchzehen
6 Gewürzgurken
300 g gekochter Schinken
75 g TK-Erbsen
½ Bund Lauchzwiebeln
6 EL Mayonnaise (Fettgehalt: 4,8 %)
1 EL Gurkenwasser
1 EL mittelscharfer Senf
Essig
Salz
Pfeffer
Zubereitung

1. Paprika waschen, entkernen, weiße Fruchthäute entfernen, würfeln.
2. Gewürzgurken ebenfalls würfeln.
3. Erbsen auftauen lassen, in eine Schüssel geben.
4. Knoblauch abziehen, hacken; Lauchzwiebeln abziehen, ebenfalls hacken.
5. Mayonnaise, Senf und Gurkenwasser zu den Erbsen geben, mischen.

6. Zwiebel, Paprika und Gewürzgurken zufügen, mischen.
7. Würzen mit Salz, Pfeffer.

Cremige Champignonsuppe

Zutaten:
2 Kartoffeln
150 g Champignons
½ Bund Frühlingszwiebeln
200 ml Gemüsebrühe
50 ml Milch
1 Chilischote
1 EL Rapsöl
Salz, Pfeffer

Zubereitung:
Kartoffeln, Zwiebeln, Chili und Champignons putzen und klein schneiden.
In heißem Öl für drei Minuten dünsten.
Mit der Gemüsebrühe und der Milch ablöschen.
Alle Zutaten 15 Minuten lang köcheln.
Anschließend fein pürieren und salzen und pfeffern.

Käse-Lauch Suppe

Für 4 Personen

Zutaten:
500 g Hackfleisch (halb und halb)
500 g Lauch (3-4 Stangen)
250 g Frischkäse (mit Kräutern)
150 g Schmelzkäse
1 l Gemüsebrühe
Salz, Pfeffer, Muskat

Zubereitung:
Den Lauch waschen, putzen und klein schneiden.
Das Hackfleisch anbraten, den Lauch dazu geben und 5 Minuten mitbraten.
Die Gemüsebrühe hinzufügen und das Ganze 10 Minuten köcheln lassen. Käse hinzufügen und schmelzen lassen.
Mit Salz, Pfeffer, Muskat abschmecken

Protein-Pfannkuchen

Zutaten:
4 Eier (M)
4 EL Proteinpulver
140 g Frischkäse
Stevia nach Bedarf

Zubereitung:
Alle Zutaten solange miteinander verrühren, bis eine schaumige Masse entsteht.
Proteinpfannkuchen in heißem Öl ausbacken.

Spinat-Omelette

Zeitaufwand: 25 Minuten

Nährwertangaben pro Portion:
Kcal: 350
Protein: 30g
Fett: 22g
Kohlenhydrate: 7g

Zutaten für 2 Portionen:
2 Knoblauchzehen
2 Stangen Lauchzwiebeln
2 Esslöffel Milch (Fettgehalt: 3,5%)
2 Eier
2 Tomaten
150g Spinat
50g Feta
3 Teelöffel Olivenöl
Salz, Pfeffer
Zubereitung:

1. Knoblauch in die Knoblauchpresse geben. Lauchzwiebeln putzen und in Ringe schneiden, Spinat waschen und abtropfen lassen, Tomaten waschen und würfeln. Feta mit der Hand bröckeln.
2. Milch und Eier mit Salz und Pfeffer würzen und vermischen.
3. Nun jeweils die Hälfte der bisherigen Zutaten zu 2 Omelette in der Pfanne mit dem Olivenöl 2 Minuten je

Seite backen lassen und im vorgeheizten Backofen bei 100 Grad (Umluft) warm halten.

4. Restliche Zutaten außer dem Feta mit etwas Öl in einem Topf andünsten, 2 Esslöffel Wasser zuschütten und 3 Minuten kochen. Feta hineingeben.

5. Omeletts mit der Füllung bestreichen und zusammenklappen.

Ruccola-Spargelsalat mit feinen Steakstreifen

Zutaten für 2 Portionen
250 g Rumpsteak, mager
6 Stangen grüner Spargel
65 g Rucola
4 Rote Bete, gekocht
1 EL Meerrettich-Sahne
2 EL Creme Fraiche, light
1 Bio-Zitrone
Nährwertangaben pro Portion
Kcal: 250 kcal; Kohlenhydrate: 11 g; Fett: 8,6 g; Eiweiß: 32,5 g
⨞Zubereitung

Rote Bete in feine Scheiben schneiden. Rucola waschen und zusammen mit der roten Beete beiseitestellen.

Eine beschichtete Pfanne erhitzen und das Rumpsteak mit Salz und Pfeffer würzen.

Das Fleisch von beiden Seiten für 3-4 Minuten anbraten, aus der Pfanne nehmen, in dünne Scheiben schneiden und beiseitestellen.

Spargel putzen, waschen, die Enden entfernen und die Spargelstangen für 3-4 Minuten anbraten. Ebenfalls beiseitestellen.

Meerrettich-Sahne, Creme-Fraiche und den Saft einer Zitrone in einer Schüssel verrühren. Nach Bedarf mit Salz und Pfeffer würzen.

Eine Platte mit den Steakstreifen, Spargelstangen, Rucola-Salat und roter Bete anrichten und das Dressing darüber verteilen.

Die Zitrone reiben und den Salat mit der Zitronenschale garnieren. Umgehend servieren.

Italienisches Obst

Zutaten:
1 Honigmelonen
4 Bananen
1 Mango
20 Blatt Basilikum
Zubereitung:

1. Die Honigmelone durchschneiden, mit einem Löffel die Kerne entfernen und das Fruchtfleisch anschließend in kleine Stücke schneiden und den Saft in eine kleine Schüssel geben.
2. Mango und Banane schälen und in kleine Stücke schneiden.
3. Alle Zutaten zusammengeben, gut mischen und anschließend servieren.

Fettarme Bratkartoffeln

Portionen: 2 Portionen
Zeitaufwand: 30 Minuten
Nährwertangaben: ca. 300 kcal

Zutaten:
500 g Kartoffeln
1 EL Olivenöl
1 Zwiebel
Majoran
Kümmel
Speck

Zubereitung:

1. Kartoffeln erst kochen, pellen, auskühlen lassen und dann in Scheiben schneiden. Kartoffelscheiben in etwas Öl anbraten. Währenddessen eine Zwiebel schneiden und dazugeben.

2. Wahlweise außerdem Speck in die Koch-Pfanne geben. Alles mit Gewürzen abschmecken – Guten Appetit!

Bananen-Hanfsamen-Quark

Zutaten für 4 Personen:
600 g Magerquark
120 ml Milch
80 g Walnüsse
2 Bananen
6 EL Hanfsamen
6 EL Leinsamen
3 EL Leinöl
3 EL Quinoa
Agavendicksaft nach Bedarf

Zubereitung:
Walnüsse klein hacken. Bananen mit der Gabel zerdrücken und mit dem Magerquark verrühren. Nach und nach die Walnüsse, die Milch, den Hanfsamen, den Leinsamen, das Quinoa und das Leinöl zugeben. Solange rühren, bis eine cremige Masse entsteht. Bei Bedarf mit Agavendicksaft süßen.

Zubereitungszeit: 10 Minuten

Quiche vegetarisch

Portionen: 1 Quiche
Nährwerte je Portion:
Kcal: 569, Eiweiß: 24,1 g, Fett: 44,1 g, Kohlenhydrate: 20 g, Ballaststoffe: 6 g
Zutaten
200 ml Kochsahne
125 g Magerquark
125 g Vollkornmehl
125 g gemahlene Mandeln
20 in Öl eingelegte Tomaten
125 g geriebener Käse (Fettgehalt: 30 %)
100 ml Olivenöl
2 Gemüsezwiebeln
1 Knoblauchzehe
4 mittelgroße Eier
2 EL Rosmarin
1 EL grobes Meersalz
Salz
Pfeffer
etwas Fett
Zubereitung

1. Backofen auf Umluft 180 °C vorheizen; Springform leicht einfetten.
2. Rosmarin abbrausen, Nadeln abzupfen, hacken.
3. Magerquark mit Mandeln und Mehl in eine Schüssel geben, vermischen.

4. Olivenöl, die Hälfte vom Rosmarin, Salz zufügen, alles mit dem Handrührgerät zu einem glatten Teig verarbeiten.
5. Den Teig in die Form füllen, einen Rand ausarbeiten, die Form in den Ofen stellen, 15 Minuten backen.
6. Zwiebel abziehen, in Ringe schneiden. Knoblauch abziehen, hacken.
7. Tomaten in ein Sieb schütten, abtropfen lassen, stückeln.
8. Eine beschichtete Pfanne erhitzen. Zwiebel, Knoblauch, Tomaten zugeben, anschwitzen.
9. Die Zwiebel-Tomaten-Mischung auf dem Quicheboden verteilen.
10. Kochsahne in eine Schüssel geben, Eier, Käse und 1 EL Rosmarin zufügen. Würzen mit Pfeffer und Salz, das Ganze verquirlen. Die Sahnemischung auf der Quiche verteilen, die Quiche wieder in den Ofen stellen, 25 Minuten backen.

Seeteufel-Suppe

Zutaten:
400 g Seeteufel
2 Möhren
2 Selleriestauden1 Stange Lauch
1 Paprikaschote
1 Zwiebel
500 ml Fischfond
100 ml Weißwein
2 EL Olivenöl
Salz, Pfeffer

Zubereitung:
Fisch waschen, trocken tupfen und leicht salzen.
Das gesamte Gemüse putzen und klein schneiden.
In heißem Öl leicht anbraten.
Nach zwei Minuten den Weißwein und den Fischfond zugießen.
Fünf Minuten köcheln.
Fisch in mundgerechte Stücke schneiden und zu den restlichen Zutaten geben.
Suppe salzen und pfeffern.

Lammkoteletts

Für 2 Personen

Zutaten:
8 Lammkoteletts
1 Koblauchknolle
Meersalz, Pfeffer
1 EL Olivenöl
2 Stengel Koriander

Für den Tsatsiki:
300 g griechischer Joghurt
100 g Quark
1 kleine Salatgurke
1 Bio-Zitrone
2 Knoblauchzehen
4 Stengel Petersilie
Meersalz, Pfeffer

Zubereitung:
Die Gurke waschen und mit der Reibe klein reiben. Die Zitrone heiß abspülen und die Schale abreiben. Die Zitrone halbieren und eine Hälfte auspressen.
Petersilie waschen und fein hacken. Koriander waschen und Blätter vom Stiel zupfen.
Joghurt, Quark, Gurke und Petersilie in eine Schüssel geben und alles gut vermischen.
Knoblauch schälen und mit der Knoblauchpresse zum Joghurt geben. Abgeriebene Zitronenschale

hinzufügen.
Tsatsiki mit Zitronensaft, Salz und Pfeffer abschmecken.
Lammkoteletts waschen und mit einem Küchenkrepptuch trocken tupfen.
Knoblauchknolle im Ganzen mit einem großen Messer quer halbieren.
Grillpfanne mit Öl bepinseln und beiden Knoblauchknollenhälften anbraten. Aus der Pfanne nehmen und Lammkoteletts hineinlegen. Koteletts von jeder Seite 2 – 3 Minuten braten, würzen und auf einen großen Teller legen und im vorgeheizten Backofen bei 75 Grad 5 Minuten ruhen lassen.
Lammkoteletts auf den Tellern anrichten, Koriander dazu und mit Tsatsiki zusammen servieren.

Low Carb - Croissants

Zutaten:
100 g Magerquark
100 g Butter
6 EL Proteinpulver
2 TL Johanniskernmehl
1 Ei
Salz

Zubereitung:
Alle Zutaten, bis auf das Ei, zu einem gleichmäßigen Teig verkneten.
Fertigen Teig in Frischhaltefolie wickeln und für mindestens eine Stunde kühl stellen.
Anschließend ein bis zwei Zentimeter dick ausrollen.
In Dreiecke schneiden und seitlich aufrollen.
Ei verquirlen und die Croissants damit bestreichen.
Bei 170°C für 18 bis 20 Minuten backen.

Hühnchen-Chili

Zeitaufwand: 45 Minuten

Nährwertangaben pro Portion:
Kcal: 274
Protein: 24g
Fett: 15g
Kohlenhydrate: 8g

Zutaten für 2 Portionen:
150g Hähnchenfilet
50ml Geflügelbrühe
2 Tomaten
1-2 Jalapeños
1 Zwiebel
1 Esslöffel Öl
1 Teelöffel Tomatenmark
1 Teelöffel Chilipulver
30g Gouda
5-6 Tortilla-Chips
etwas Salz, Pfeffer, Koriander

Zubereitung:

1. Tomaten klein schneiden und Hähnchenfilet waschen, tupfen und 15 Minuten im Salzwasser gar ziehen lassen.
2. Zwiebeln schälen und würfeln, Koriander grob hacken und zusammen mit Jalapeños, Chilipulver, Tomatenmark und Brühe vermengen und pürieren.

3. Püree in der Pfanne 7 Minuten rührend kochen, mit Salz und Pfeffer würzen.

4. Alles zusammen mit dem Hähnchen und Tortilla-Chips in eine Auflaufform geben, Käse darüber verteilen und im vorgeheizten Backofen bei 200 Grad (Umluft) überbacken.

Ofen-Hühnchen in mediterraner Zitronensauce
Zutaten für 4 - 6 Portionen

6 Hähnchenkeulen
1 TL Kurkuma
1 TL Kreuzkümmel
1 TL Koriander, getrocknet
½ TL Cayenne-Pfeffer
3 Zehen Knoblauch
2 EL Olivenöl
4 Zwiebeln, in Scheiben geschnitten
1 Prise Safran
3 Bio-Zitronen
65 g Grüne Oliven
1 EL Frische Petersilie, kleingehackt
Nährwertangaben pro Portion
Kcal: 154 kcal; Kohlenhydrate: 17 g; Fett: 15,9 g; Eiweiß: 13 g
◢Zubereitung

Den Backofen auf 140° C vorheizen.
Hähnchenkeulen, Kurkuma, Kümmel, Koriander, Cayenne-Pfeffer, Knoblauch und Olivenöl in einen ZIP-Beutel füllen, mit den Händen sorgfältig die Zutaten in das Hähnchen einmassieren und im Beutel für 1-4 Stunden zum Marinieren in den Kühlschrank legen.
Olivenöl in einer Pfanne erhitzen und die marinierten Keulen für 2-3 Minuten je Seite goldbraun braten.
Zwei Zitronen in feine Scheiben schneiden. Eine Zitrone auspressen und die Schale abreiben.

Die Hähnchenkeulen auf dem Boden einer Auflaufform verteilen. 200 Milliliter Wasser, Zwiebeln, Safran, Zitronenscheiben, Zitronensaft, Zitronenschale und Oliven zwischen den Hähnchenkeulen verteilen und grob vermengen.

Die Auflaufform mit Alufolie abdecken und das Ofen-Hühnchen für 35-40 Minuten backen.

Das Ofen-Hühnchen mit Zitronensauce auf tiefen Tellern anrichten und mit frischer Petersilie garnieren.

Lachs-Gurken-Omelette

Zutaten:
160g Räucherlachs
2TL gehackte Petersilie
1 Salatgurke
Salz und Pfeffer
8 Eier
Olivenöl
50ml Milch
Zubereitung:

1. Lachs und Gurke in kleine Stücke schneiden, Eier mit Milch und Petersilie vermischen
und mit Salz und Pfeffer würzen.
2.
Olivenöl in einer Pfanne erhitzen, ¼ von der Eimischung in die Pfanne geben
und ca. 2-3 Minuten anbraten.
3.
Das fertige Omelette mit den Gurkenscheiben und dem Lachs belegt
servieren.

Pasta

Portionen: 1 Portion
Zeitaufwand: 20 Minuten
Nährwertangaben: ca. 400 kcal

Zutaten:
500 g Tomaten
130 g Dinkelvollkornnudeln
1 Knoblauchzehe
1 Handvoll Petersilie gehackt
1 TL Pfeffer
1 TL Paprikapulver
1 TL Piment gemahlen
Salz

Zubereitung:

1. Tomaten würfeln und in einem Topf für 5 Minuten bei niedriger Hitze kochen. Knoblauch und Petersilie hacken und zu den Tomaten geben, dann weitere 5 Minuten kochen. Alles mit Gewürzen abschmecken.

2. Parallel dazu die Vollkornnudeln kochen. Wenn diese fertig sind, die Nudeln in die Gemüsesuppe geben und noch einmal 2 Minuten mit köcheln.

Gewürzte Äpfel

Zutaten für 4 Portionen:
300 ml grüner Tee
4 Äpfel
4 Stück Sternanis
2 Zimtstangen
2 TL Honig

Zubereitung:
Äpfel waschen und Kerngehäuse entfernen.
Grüner Tee und Honig in einen Topf geben.
Äpfel, Sternanis und Zimtstangen dazugeben.
Für 15 Minuten köcheln, bis die Äpfel gar sind.
Zubereitungszeit: 20 Minuten

Orangen-Ingwer-Smoothie

Portionen: 4
Zutaten
2 Orangen
1 Banane
1 Hand Mangoldblätter
1 Ingwerwurzel, ca. 3 cm
nach Belieben Datteln
400 ml Wasser
Zubereitung

1. Banane schälen, grob zerkleinern.
2. Beide Orangen schälen, grob stückeln.
3. Ingwer putzen, in den Mixer geben.
4. Orangen und Banane zufügen.
5. Mangold sorgfältig waschen, Blattgrün entfernen, Mangold grob zerkleinern, in den Mixer geben.
6. Nach Belieben Datteln beigeben und etwas Süßmittel zufügen.
7. Wasser zugeben und das Ganze gut durchmixen.

Zartes Hühnchen in Orangensoße

Zutaten:
500 g Hühnerbrustfilet
350 ml Hühnerbrühe
2 Orangen
1 Lauchstange
2 EL Rapsöl
Salz, Pfeffer, Zimt

Zubereitung:
Orangen schälen und in Stücke schneiden.
Lauch waschen und in Ringe schneiden.
Hühnerbrustfilet waschen, trocken tupfen und mit Salz und Pfeffer würzen.
In heißem Rapsöl kurz anbraten.
Orangenfilets und Lauchringe in einer zweiten Pfanne anbraten.
Solange köcheln, bis sich eine dickflüssige Soße bildet.
Mit Salz, Pfeffer und Zimt abschmecken.
Gemeinsam mit den Hühnerbrustfilets anrichten.

Griechische Gemüsepfanne

Für 4 Personen

Zutaten:
6 rote Paprika
2 mittelgroße Zucchini
400g Schafskäse
2 kleine Zwiebeln
2 große Tomaten
1-2 Knoblauchzehen
2 EL Olivenöl
Salz
Pfeffer

Zubereitung:
Die Zwiebeln in kleine Streifen schneiden, die Tomaten würfeln. Paprika und Zucchini waschen. Die Paprika entkernen und zusammen mit den Zucchini in mundgerechte Stücke scheiden.
Zwiebeln und Tomaten in einer Pfanne in Olivenöl heiß anbraten bis die Zwiebeln leicht gebräunt sind und der Großteil des Tomatenwassers verdampft ist.
Die Zucchini und Paprika mit in die Pfanne geben und garen lassen.
Den Schafskäse in kleine Würfel schneiden.
Wenn die Paprika- und Zucchini-Stücke gar sind und die ausgetretene Flüssigkeit vollständig verdampft ist, die Schafskäsewürfel hinzufügen und bei niedriger

Temperatur schmelzen lassen.
Mit Salz und Pfeffer abschmecken und servieren.

Nuss-Schokoladencreme

Zutaten:
150 ml Mandelmilch
100 g gemahlene Mandeln
3 EL Kakaopulver
3 EL Proteinpulver (Schokolade)
Stevia nach Bedarf

Zubereitung:
Alle Zutaten solange miteinander verrühren, bis eine cremige Masse entsteht.
In ein Glas abfüllen und im Kühlschrank aufbewahren.

Schnitzelbrötchen to go

Zeitaufwand: 15 Minuten

Nährwertangaben pro Portion:
Kcal: 296
Protein: 20g
Fett: 8g
Kohlenhydrate: 36g

Zutaten für 2 Portionen:
160g Schweinelachs
2 Brötchen
1 Ei
etwas Olivenöl
Paniermehl, Salz und Pfeffer
Zubereitung:

1. Schweinelachs in 2 Portionen (Schnitzel) teilen und mit Ei, Paniermehl, Salz und Pfeffer panieren.
2. Öl in der Pfanne erhitzen, beide Schnitzel vorsichtig von beiden Seiten braun braten.

3. Brötchen aufschneiden und Schnitzel einlegen, dazu etwas Blattsalat und Remoulade geben.

Türkische Rinderhackbällchen

Zutaten für 4 Portionen
½ Zwiebel
1 Stange Sellerie
250 g Rinderhackfleisch
1 TL Kreuzkümmel
½ Bund frischer Koriander, kleingehackt
Schale einer ½ Bio-Zitrone
1 Ei
1 ½ EL Paniermehl
½ EL Olivenöl
½ Zehe Knoblauch, gepresst
225 g gestückelte Tomaten, aus der Dose
n.B. Salz und schwarzer Pfeffer
Nährwertangaben pro Portion
Kcal: 148 kcal; Kohlenhydrate: 12 g; Fett: 15,2 g; Eiweiß: 10 g

⁂Zubereitung

Zwiebel und Sellerie in einen Mixer geben und auf höchster Stufe zu einer feinen Paste verarbeiten.
Rinderhackfleisch, Kümmel, Koriander, Zitronenschale, Ei, Paniermehl und zwei Esslöffel der Sellerie-Paste in einer Rührschüssel gründlich vermengen. Die Masse mit Salz und Pfeffer abschmecken.
Aus der Hackmasse circa 10-12 gleichmäßige Bällchen formen.

Olivenöl in einer Pfanne erhitzen und die Bällchen für 3-4 Minuten rundherum goldbraun braten. Bällchen aus der Pfanne nehmen und warm stellen.

Etwas mehr Olivenöl in der Pfanne erhitzen, den Rest der Sellerie-Paste scharf anbraten, Knoblauch und gestückelte Tomaten hinzufügen und aufkochen lassen. Die Hitze reduzieren und die Tomatensauce zugedeckt für 10-15 Minuten köcheln lassen. Mit Salz und Pfeffer abschmecken.

Die Fleischbällchen zurück in die Pfanne geben, unter die Tomatensauce rühren und warm werden lassen.

Das Gericht auf tiefen Tellern anrichten und heiß servieren.

Knödeltaler

Portionen: 6 Portionen
Zeitaufwand: 35 Minuten
Nährwertangaben: ca. 390 kcal

Zutaten:
300 ml Gemüsebrühe
250 g Kochschinken
200 ml Wasser
180 g Schmelzkäse
2 Pakete Knödel
2 EL Butter
2 Zwiebeln
1 EL Margarine
1 Bund Schnittlauch
Salz und Pfeffer

Zubereitung:

1. Die Knödel wie auf der Packungsangabe beschrieben vorbereiten. Zwiebeln, Schnittlauch und Schinken nun in Stücke oder nach Wahl in Streifen schneiden und alles in einer Pfanne mit Margarine dünsten.

2. Mit Salz und Pfeffer abschmecken, Gemüsebrühe und Wasser dazu gießen und ggf. noch mal würzen. Fertige Knödel nun zu Scheiben schneiden und kurz in wenig Butter in der Pfanne backen. Alles gemeinsam servieren.

Smoothie für den Sommer

Portionen: 1
Zutaten:
je ½ Kopfsalat und Ananas
etwa ¼ l Wasser
Zubereitung:

1. Kopfsalat waschen, klein schneiden.
2. Ananas schälen, das Fruchtfleisch ebenfalls klein schneiden.
3. Das Ganze in den Mixer geben, Wasser zufügen und gut durchmixen. Fangen Sie mit dem Wasser klein an. Geben Sie erst etwa 150 ml hinzu und schütten dann weiter Wasser hinein, bis die Masse die gewünschte Konstanz erreicht hat.

Zitronen-Hühnchen

Zutaten:
1 Hühnchen
500 g grüne Bohnen
250 g Tomaten
1 Zitrone
2 Knoblauchzehen
1 Zweig Rosmarin
1 Zweig Thymian
1 Zweig Salbei
Salz, Pfeffer

Zubereitung:
Hühnchen waschen und trocken tupfen.
Rücken leicht von den Flügeln trennen, ohne sie abzulösen.
Mit der Brust auf ein Backblech legen.
Zitronenschale abreiben und die Zitrone auspressen.
Beides mit den klein geschnittenen Kräutern, Salz und Pfeffer abschmecken.
Die Haut des Hühnchens leicht ablösen.
Den Zitronensaft darunter einmassieren.
Im vorgeheizten Ofen bei 200°C für 30 Minuten backen.
Tomaten und Bohnen waschen und putzen.
Auf dem Backblech verteilen.
Gemeinsam mit dem Hühnchen für weitere 30 Minuten garen.

Quinoa Gemüsesalat

Zutaten:
5-6 Salatblätter
1 Gurke
1 Karotte
1-2 Frühlingszwiebeln
½ Tasse Quinoa
3 EL Zitronensaft
1 EL natives Olivenöl
Salz

Zubereitung:
Quinoa kochen.
Salatblätter waschen und abtropfen.
Gurke schälen und würfeln.
Karotte reiben.
Zwiebeln fein schneiden.
Alle Zutaten in einer Salatschüssel vermischen.
Olivenöl und Zitronensaft träufeln.
Salz und Pfeffer zum Abschmecken.

Asia-Muscheln

Zeitaufwand: 20 Minuten

Nährwertangaben pro Portion:
Kcal: 250
Protein: 22g
Fett: 11g
Kohlenhydrate: 15g

Zutaten für 2 Portionen:
1000g Miesmuscheln
1 Stiel Koriander
½ Esslöffel Butter
1 Karotte
½ Stange Lauch
½ Fenchelknolle
1 Esslöffel Rapsöl
1 Esslöffel Sojasauce (süß-sauer)
2 Spritzer Zitronensaft
0,5l Grüner Tee (1-2 Min. Ziehzeit)
Zubereitung:

1. Muscheln säubern, Gemüse waschen, schälen und fein schneiden. Den Lauch in Ringe schneiden. Der Koriander muss gehackt werden.
2. Gemüse in Öl und Butter dünsten, Koriander zugeben und mit Grüntee ablöschen. Sojasauce und Zitronensaft zugeben und zum Kochen bringen.

3. Muscheln zufügen und 4 Minuten garen.

Schnell & Einfach: Garnelen-Curry

Zutaten für 4 Portionen

4 EL Currypaste
4 EL kaltes Wasser
2 rote Zwiebel
2 rote Paprika
2 rote Chilischote
2 EL Mango-Chutney
6 Tomaten
300 ml Kokosmilch
400 g Riesengarnelen, geschält
200 g Babyspinat
n.B. frischer Koriander, kleingehackt
n.B. Limettensaft, frisch gepresst
Nährwertangaben pro Portion
Kcal: 222 kcal; Kohlenhydrate: 13 g; Fett: 4,5 g; Eiweiß: 21 g

⚐ Zubereitung

Die Zwiebel schälen und fein würfeln. Paprika waschen und in feine Streifen schneiden. Chilischote längs halbieren, entkernen und kleinhacken. Die Tomaten waschen und würfeln.

Eine große Pfanne erhitzen und Currypaste, Wasser, Zwiebel, Chili und Paprika in die Pfanne geben. Das Gemüse für 4-5 Minuten weich kochen.

Mango-Chutney, Tomaten und Kokosmilch hinzufügen und unterrühren. Für weitere 3 Minuten köcheln lassen.

Riesengarnelen und Babyspinat zu den restlichen Zutaten geben und für weitere 1-2 Minuten köcheln lassen, bis der Spinat in sich zusammenfällt.

Das Garnelen-Curry auf tiefen Tellern anrichten, mit Koriander und Limettensaft garnieren und servieren.

Avocado-Bohnen-Salat

Zutaten:
500g grüne Bohnen
3EL Balsamico
200g Datteltomaten
2TL Agavendicksaft
2 rote Zwiebeln
4EL Olivenöl

Petersilie
Salz und Pfeffer
2 Avocados
Zubereitung:

1. Die Bohnen gar kochen, die Tomaten waschen und halbieren.
2. Die Avocados ebenfalls halbieren, den Kern entfernen, das Fruchtfleisch
mit einem Löffel heraustrennen und in
kleine Stücke schneiden.
3. Balsamico, Olivenöl, Agavendicksaft, Salz und Pfeffer in ein Schälchen
geben und vermischen.
4. Alle Zutaten zusammenfügem, gut vermischen und anschließend servieren

Kiwi-Erdbeer-Paprika-Saft

Portionen: 1 Portion
Zeitaufwand: 10 Minuten
Nährwertangaben: ca. 30 kcal

Zutaten:
200 g Erdbeeren
2 Kiwis
1 Apfel
1 Paprika rot
Wasser

Zubereitung:

1. Kiwi schälen, Apfel und Paprika entkernen und in Stücke schneiden. Erdbeeren vom Grün befreien und ebenfalls in Stücke schneiden. Alle Zutaten entweder pürieren oder mittels eines Entsafters entsaften.

2. Bei Bedarf zum Verdünnen etwas Wasser hinzugeben, umrühren und sofort genießen.

Waffeln

Zutaten:
3 Eier (M)
100 g Magerquark
6 EL Proteinpulver (Vanille)
5 EL Butter
2 EL Rapsöl
2 EL Stevia

Zubereitung:
Alle Zutaten miteinander verrühren.
Teig im Waffeleisen ausbacken.

Cremige Champignonsuppe

Zutaten:
2 Kartoffeln
150 g Champignons
½ Bund Frühlingszwiebeln
200 ml Gemüsebrühe
50 ml Milch
1 Chilischote
1 EL Rapsöl
Salz, Pfeffer

Zubereitung:
Kartoffeln, Zwiebeln, Chili und Champignons putzen und klein schneiden.
In heißem Öl für drei Minuten dünsten.
Mit der Gemüsebrühe und der Milch ablöschen.
Alle Zutaten 15 Minuten lang köcheln.
Anschließend fein pürieren und salzen und pfeffern.

Toast mit Spiegelei

Zeitaufwand: 10 Minuten

Nährwertangaben pro Portion:
Kcal: 280
Protein: 16g
Fett: 16g
Kohlenhydrate: 17g

Zutaten für 2 Portionen:
2 Scheiben Vollkorntoast
2 Eier
50g geriebenen Gouda
etwas Olivenöl für die Spiegeleier
Salz, Pfeffer
Zubereitung:

1. Eier aufschlagen und mit Olivenöl in einer Pfanne zu Spiegeleiern erhitzen. Nach 2 Minuten geriebenen Gouda darüber streuen und mit Salz und Pfeffer würzen.

2. Vollkorntoast toasten und Spiegeleier darauf legen.

Gefüllte Auberginen an Quinoa und saisonalem Gemüse

Zutaten für 4 Portionen

500 g Auberginen
1 rote Zwiebel, gewürfelt
50 g Quinoa, gekocht
2 Karotten, in Scheiben geschnitten
2 Stangen Sellerie, in Scheiben geschnitten
2 TL Tomatenmark
2 TL Olivenöl
80 g Champignons, in Scheiben geschnitten
2 Zehen Knoblauch, gepresst
2 Prisen Kurkuma
2 TL Kreuzkümmel
1 TL Harissa
2 Handvoll frischer Koriander, kleingehackt
30 g Parmesan, gerieben

Nährwertangaben pro Portion
Kcal: 299 kcal; Kohlenhydrate: 43 g; Fett: 10,5 g; Eiweiß: 13,4 g

Zubereitung

Den Backofen auf 175° C vorheizen.
Auberginen halbieren und auf einem mit Backpapier ausgelegten Backblech verteilen. Für 25-30 Minuten backen.
Die Auberginen vollständig abkühlen lassen und den Großteil des Fruchtfleischs mithilfe eines Löffels entnehmen. Das Fruchtfleisch mithilfe einer Gabel zerdrücken.

Olivenöl in einer kleinen Pfanne erhitzen und Zwiebel und Knoblauch für 4-5 Minuten dünsten. Kurkuma, Kümmel, Harissa, Koriander hinzufügen und für weitere 2 Minuten dünsten.

Karotte, Sellerie und Champignons hinzufügen und das Gemüse für weitere 8-10 Minuten bei mittlerer Hitze köcheln lassen.

Quinoa und Tomatenmark unter das Gemüse rühren und mit Salz und Pfeffer abschmecken.

Die halbierten Auberginen gleichmäßig mit der Quinoa-Mischung füllen und mit Parmesan bestreuen.

Gefüllte Auberginen auf einem mit Backpapier ausgelegten Backblech platzieren und für 18-20 Minuten goldbraun backen. Heiß servieren.

Gemüsesuppe mit Einlage

Zutaten:
1TL Majoran
2 Karotten
350ml Gemüsebrühe
2 Kartoffeln
½ Kohlrabi
100g Kirschtomaten
25g Parmesan
1EL Olivenöl
1 Frühlingszwiebel
Salz und Pfeffer

Zubereitung:

1. Gemüse waschen und in kleine Stücke schneiden.
2. Den Topf mit Olivenöl erhitzen, Gemüse hinzugeben und an braten.
Gemüsebrühe hinzugeben,
mit Majoran, Salz und Pfeffer würzen und die Suppe einige Minuten köcheln lassen.

Süßkartoffel-Suppe mit Erdnüssen

Portionen: 4 Portionen
Zeitaufwand: 35 Minuten + Backzeit
Nährwertangaben: ca. 300 kcal pro Portion

Zutaten:
1 Liter Gemüsebrühe
500 g Süßkartoffeln
75 g Erdnüsse gehackt
1 Dose Kokosmilch
2 EL Limettensaft
1 Zwiebel
1 Knoblauchzehe
1 EL Olivenöl
Salz und Pfeffer

Zubereitung:

1. Zwiebeln und Knoblauch schälen, fein hacken und in einer Pfanne mit etwas Öl andünsten. Süßkartoffeln schälen, ebenfalls würfeln und mit in die Pfanne geben. Alles knapp mit Gemüsebrühe bedecken und solange kochen bis die Kartoffeln weich sind (ca. 20 Minuten).

2. Suppe pürieren und die Kokosmilch sowie die gehackten Erdnüsse unterheben. 2 EL Limettensaft dazu geben und alles mit Salz und Pfeffer abschmecken.

Seeteufel-Suppe

Zutaten:
400 g Seeteufel
2 Möhren
2 Selleriestauden1 Stange Lauch
1 Paprikaschote
1 Zwiebel
500 ml Fischfond
100 ml Weißwein
2 EL Olivenöl
Salz, Pfeffer

Zubereitung:
Fisch waschen, trocken tupfen und leicht salzen.
Das gesamte Gemüse putzen und klein schneiden.
In heißem Öl leicht anbraten.
Nach zwei Minuten den Weißwein und den Fischfond zugießen.
Fünf Minuten köcheln.
Fisch in mundgerechte Stücke schneiden und zu den restlichen Zutaten geben.
Suppe salzen und pfeffern.

Kohlrabi-Bratlinge

Zeitaufwand: 20 Minuten

Nährwertangaben pro Portion:
Kcal: 280
Protein: 14g
Fett: 11g
Kohlenhydrate: 31g

Zutaten für 2 Portionen:
300g Kohlrabi, geschält
20g Butter
2 kleine Eier
5 Esslöffel Paniermehl
Salz, Pfeffer
Zubereitung:

1. Kohlrabi in 1,5 cm dicke Scheiben schneiden und mit Salz und Pfeffer bestreuen.
2. Eier in eine Schüssel aufschlagen, Kohlrabi erst darin und dann in Paniermehl wenden.

3. Butter in eine Pfanne geben und Kohlrabi ca. 5 Minuten auf jeder Seite darin braten.

Vanille-Schichtkuchen mit gelierten Erdbeeren

Zutaten für 10 Portionen
300 g Erdbeer-Gelatine, instant
75 g frische Erdbeeren
4 Gelatine-Blätter
2 Becher Erdbeer-Joghurt, light (á 175 g)
300 g Griechischer Joghurt
1 TL Vanilleextrakt
2 TL Puderzucker
Nährwertangaben pro Portion
Kcal: 55 kcal; Kohlenhydrate: 5,9 g; Fett: 4 g; Eiweiß: 6,2 g
✔ Zubereitung

Eine Kastenform mit Alufolie auslegen.
Die Erdbeer-Gelatine nach Packungsanweisung zubereiten.
Die Erdbeeren waschen, abtropfen lassen und vierteln.
Erdbeeren auf dem Boden der Kastenform verteilen.
Die fertige Erdbeer-Gelatine gleichmäßig über die Beeren gießen, bis der Boden vollständig bedeckt ist.
Die Kastenform in den Kühlschrank stellen und die erste Schicht in 4-5 Stunden erkalten lassen.
Zwei Blätter Gelatine in einer kleinen Schüssel in kaltem Wasser einweichen. 100 Milliliter kochendes Wasser in eine zweite Schüssel füllen, die Gelatine-Blätter ausdrücken und in das kochende Wasser geben.
Die Blätter vollständig auflösen.

Die Erdbeer-Joghurts in eine separate Schüssel geben und die Gelatine unter ständigem Rühren hinzufügen.

Die Joghurt-Schicht gleichmäßig auf der Gelatine-Schicht verteilen, glatt streichen und für weitere 4-6 Stunden kalt stellen.

Die restlichen beiden Gelatine-Blätter auf die gleiche Weise auflösen.

Griechischen Joghurt, Vanilleextrakt und Puderzucker in einer separaten Schüssel verrühren und die aufgelöste Gelatine unter ständigem Rühren hinzufügen.

Die letzte Joghurt-Schicht über der Erdbeer-Joghurt-Schicht verteilen und ebenfalls glatt streichen. Für weitere 4-6 Stunden kalt stellen.

Die Kastenform auf einer Platte stürzen und den Schichtkuchen vorsichtig aus der Form lösen. Gekühlt genießen.

Fischsuppe

Zutaten:
200g Frutti di Mare
1 Knoblauchzehen
2 Zwiebeln
1TL Thymian
1 Karotte
½ Orange
250ml Fischfond
Salz und Pfeffer
100g passierte Tomaten
1 Fenchel

Zubereitung:

1. Das Gemüse schälen, waschen und in kleine Stücke hacken.
2. Einen großen Topf mit dem Fischfond erhitzen und das Gemüse hinzugeben.
3. Knoblauch und Zwiebeln schälen in kleine Stücke hacken und ebenfalls in den Topf geben.
4. Den aufgetauten Fisch in den Topf geben, gut mischen und 5 Minuten ziehen lassen.
5. Die Orange auspressen, in den Topf geben, gut mischen und mit Salz und Pfeffer würzen.

Avocado-Salat mit frischen Erdbeeren

Portionen: 3 Portionen
Zeitaufwand: 20 Minuten
Nährwertangaben: ca. 180 kcal pro Portion

Zutaten:
4 EL Pinienkerne
3 Handvoll Eisbergsalat
3 Avocados
2 Messerspitzen Ingwer gerieben
1 Schale Erdbeeren
1 Zitrone
1 EL Honig
1 EL Olivenöl

Zubereitung:

1. In einer Schüssel die Zitrone auspressen und den Zitronensaft mit Ingwer, Honig, Salz und Pfeffer würzen. Die Avocado halbieren, den Kern entfernen und in Streifen schneiden. Die Streifen nun mit in die Schüssel geben und die Pinienkerne in etwas Olivenöl kurz rösten. Unterdessen die Erdbeeren waschen, vom Grün befreien und mit in die Schüssel geben.

2. Eisbergsalat ebenfalls hinzugeben und untermischen. Die Pinienkerne dekorativ auf dem Salat verteilen. Guten Appetit!

Zartes Hühnchen in Orangensoße

Zutaten:
500 g Hühnerbrustfilet
350 ml Hühnerbrühe
2 Orangen
1 Lauchstange
2 EL Rapsöl
Salz, Pfeffer, Zimt

Zubereitung:
Orangen schälen und in Stücke schneiden.
Lauch waschen und in Ringe schneiden.
Hühnerbrustfilet waschen, trocken tupfen und mit Salz und Pfeffer würzen.
In heißem Rapsöl kurz anbraten.
Orangenfilets und Lauchringe in einer zweiten Pfanne anbraten.
Solange köcheln, bis sich eine dickflüssige Soße bildet.
Mit Salz, Pfeffer und Zimt abschmecken.
Gemeinsam mit den Hühnerbrustfilets anrichten.

Fresh Cucumber

Zeitaufwand: 5 Minuten

Nährwertangaben pro Portion:
Kcal: 125
Protein: 2g
Fett: 9g
Kohlenhydrate: 9g

Zutaten für 2 Portionen:
400g Gurke, frisch
4 Stängel Petersilie
2 Frühlingszwiebeln
1 Esslöffel Olivenöl
Salz, Pfeffer
Zubereitung:

1. Gurke waschen und in dünne Scheiben schneiden. Frühlingszwiebeln schälen und in Ringe schneiden. Petersilie waschen und klein hacken.
2. Zwiebel, Gurke und Petersilie mit dem Olivenöl in ein Gefäß geben, mit Pfeffer und Salz würzen. Gut umrühren.

Low Carb Milchreis

Portionen: 1 Portion
Zeitaufwand: 20 Minuten
Nährwertangaben: ca. 100 kcal

Zutaten:
200 g Blumenkohl
50 ml Kokos- oder Mandelmilch
50 g Quark Magerstufe
1 Vanilleschote (Mark)
Süßstoff flüssig

Zubereitung:
1. Blumenkohl waschen, pürieren und mit Milch und Vanillemark zum Kochen in einen Topf geben. Hat die Masse die gewünschte Konsistenz erreicht, den Topf vom Herd nehmen und den Quark untermischen. Alles mit Zimt und flüssigem Süßstoff abschmecken. Anstelle des Zimts können auch Früchte verwendet werden.

2. Wer etwas Bissfestes in seinem Essen möchte, kann den Blumenkohl nicht ganz fein pürieren und anstelle des Quarks fettarmen Naturjoghurt nehmen.

Zitronen-Hühnchen

Zutaten:
1 Hühnchen
500 g grüne Bohnen
250 g Tomaten
1 Zitrone
2 Knoblauchzehen
1 Zweig Rosmarin
1 Zweig Thymian
1 Zweig Salbei
Salz, Pfeffer

Zubereitung:
Hühnchen waschen und trocken tupfen.
Rücken leicht von den Flügeln trennen, ohne sie abzulösen.
Mit der Brust auf ein Backblech legen.
Zitronenschale abreiben und die Zitrone auspressen.
Beides mit den klein geschnittenen Kräutern, Salz und Pfeffer abschmecken.
Die Haut des Hühnchens leicht ablösen.
Den Zitronensaft darunter einmassieren.
Im vorgeheizten Ofen bei 200°C für 30 Minuten backen.
Tomaten und Bohnen waschen und putzen.
Auf dem Backblech verteilen.
Gemeinsam mit dem Hühnchen für weitere 30 Minuten garen.

Hähnchen Nuggets

Zeitaufwand: 25 Minuten

Nährwertangaben pro Portion:
Kcal: 480
Protein: 57g
Fett: 14g
Kohlenhydrate: 31g

Zutaten für 2 Portionen:
500g Hähnchenbrustfilet, natur
1 Tasse Mehl
1 Ei
80g Cornflakes, nicht gezuckert
Salz, Pfeffer, Sonnenblumenöl, Paprikapulver
Zubereitung:

1. Cornflakes klein zerstampfen. Aufgeschlagenes Ei mit Paprikapulver, Pfeffer und Salz vermischen.
2. Hähnchenbrust waschen, trocken tupfen und in mundgroße Stücke schneiden. Im Mehl, dann in der Eimischung und schließlich in den Cornflakes wenden.
3. Eine Pfanne mit Sonnenblumenöl erhitzen und Nuggets von allen Seiten braten (ca. 3 Minuten).

Mangoldsauce

Zutaten:
200 g Dinkelnudeln
1EL Tomatenmark
3 Tomaten
75ml Wasser
300 g Mangold
2 EL Olivenöl
1 Zwiebel
Salz und Pfeffer
Zubereitung:

1. Die Nudeln nach Packungsanleitung zubereiten.
2. Tomaten waschen, Strunk entfernen, leicht einritzen, etwa 1 Minute in kochendes Wasser geben, die Schale abziehen und geschälte Tomaten in kleine Stücke schneiden.
3. Mangold putzen, waschen, die Stiele abschneiden, in kleine Stücke schneiden und Mangoldgrün grob hacken.
4. Die Zwiebeln schälen und klein hacken.
5. Öl in einer Pfanne erhitzen, die Zwiebeln und die Mangoldstiele andünsten und Tomatenstücke, Tomatenmark und Wasser hinzugeben.
6. Alles mit Salz und Pfeffer würzen, anschließend bei mittlerer Hitze 10 min

köcheln lassen, die Nudeln in die Pfanne geben und alles mit Salz und Pfeffer abschmecken.

Gemüseeintopf mit Slowcooker

Portionen: 2 Portionen
Zeitaufwand: 40 Minuten + Kochzeit
Nährwertangaben: ca. 210 kcal pro Portion

Zutaten:
150 g Zucchini
150 g Gemüsebrühe
150 g Kohlrabi
135 g Süßkartoffeln
125 g Lauch
100 g Karotten
80 g Knollensellerie
50 g Chili Aufstrich
20 g Lauchzwiebeln
1 TL Mehl
Salz und Pfeffer

Zubereitung:

1. Gemüsebrühe mit gewürfelten Süßkartoffeln, Karotten, Sellerie und Kohlrabi in den Slowcooker geben und diesen auf Stufe „High" stellen. Danach Lauchzwiebeln und Lauch schneiden und dazu geben. Paprika würfeln, mit in den Topf tun und alles für 150 Minuten garen. 100 g Brühe mit dem Chili Aufstrich und Mehl in einem separaten Kochtopf mischen und alles für 3 Minuten köcheln.

2. Nach den 150 Minuten den Inhalt aus dem Slowcooker in den Kochtopf füllen, alles mit Gewürzen, Salz und Pfeffer abschmecken, nochmal umrühren und fertig ist der gesunde Eintopf!

Kleiner Wurstsalat

Kalorien: 156,4 kcal | Eiweiß: 9,1 Gramm | Fett: 11,7 Gramm | Kohlenhydrate: 2,6 Gramm
Zutaten für eine Person:
60 Gramm Geflügelwurst | 1/2 Zwiebel, rot | 1 Radieschen | 1/4 gelber Paprika | 1 EL Apfelessig | 1/2 EL Rapsöl | 1 EL Wasser | Salz und Pfeffer | Schnittlauch zum Bestreuen
Zubereitung:

Die Wurst in Streifen schneiden, die Zwiebel in Ringe und das Radieschen in Scheiben schneiden. Den Paprika fein würfeln und alles gut vermengen. Mit einem Dressing aus Apfelessig, Rapsöl, Wasser, Salz und Pfeffer marinieren und mit dem Schnittlauch bestreuen.

Köstliches Taboulé mit Kichererbsen

ca. 200 Kalorien
Zubereitungszeit: ca. 5 Minuten

Zutaten:

3 Esslöffel Couscous
4 Esslöffel Gemüsebrühe
3 Esslöffel Kichererbsen aus der Dose
2 Frühlingszwiebeln
1 Esslöffel gehackte Minzblättchen
1 Esslöffel gehackte Petersilie
1 Spritzer Zitronensaft
1 Teelöffel Olivenöl
1 Prise Salz
Etwas Pfeffer

Zubereitung:

1. Den Couscous mit der Brühe mischen und aufquellen lassen.
2. In der Zwischenzeit die Kichererbsen in ein Sieb geben und mit Wasser abspülen. Abtropfen lassen.
3. Die Frühlingszwiebeln in Ringe schneiden.
4. Die gehackten Minz- und Petersilienblätter, den Zitronensaft, Salz und Pfeffer sowie das Öl unter den Couscous rühren. Zum Schluss Kichererbsen sowie Frühlingszwiebeln hinzugeben und servieren.

Tipp: Dieser leckere und sättigende Salat eignet sich auch zum Mitnehmen. Sie können ihn vorbereiten und gekühlt ca. 24 Stunden lagern.

Rosenkohlpfanne mit Bacon und Parmesan

587 kcal | 28g Eiweiß | 43g Fett

Zubereitungszeit: 15 Minuten

Portionen: 1

Zutaten:

- 200 g Rosenkohl
- 250 g Bacon oder Schinken
- **Zitronensaft**
- 2 EL Olivenöl
- 50 g Butter
- 1 Teelöffel frische Zitronen Zesten
- 40 g Parmesan
- 1 Prise Meersalz und Pfeffer

Zubereitung:

1. Sofern der Rosenkohl welke Blätter aufweist, entfernen wir diese und geben dann die Rosenkohlröschen in den Dämpfeinsatz. Jetzt bringen wir den Topf mit Wasser zum Kochen, decken den Rosenkohl ab und lassen ihn circa 5 Minuten garen.

2. Den Bacon schneiden wir in kleine Würfel. Dann nehmen wir eine Pfanne und geben Olivenöl und Butter hinein. Die Pfanne erhitzen, Bacon anbraten und den Rosenkohl hinzugeben. Wir braten alles zusammen kurz scharf an, geben dann noch den Saft einer halben

Zitrone dazu sowie die Zitronen Zesten. Abschließend würzen wir noch mit einer Prise Meersalz und Pfeffer.

3. Jetzt richten wir alles auf einem Teller an und geben zur Krönung den frischen Parmesan obendrauf.

Early Bird Muffins

Rezept für zwei Portionen

Kalorien: 174 pro Portion

Zutaten:
- 6-7 Eier
- 12 Scheiben Schinken, gekocht
- 30 g Schafskäse
- 1 EL Soja Cuisine (light)
- 5 Tomaten
- 1 Zwiebel
- 5 g Basilikum, frisch
- Salz und Pfeffer
- Etwas Muskatnuss

Zubereitung:

1. Backofen vorheizen bei 180 C (Umluft).
2. Die Formen für die Muffins sparsam einölen oder alternativ Formen aus Silikon benutzen.
3. Schinken anbraten bis er knusprig ist.
4. In jede Form zwei leicht angebratene Schinkenscheiben geben.
5. Zwiebeln und Tomaten in kleine Stückchen schneiden und die Formen damit (zu einem Drittel voll) füllen.
6. Tomaten, Zwiebeln, Schafskäse Soja Cuisine mit Eiern vermengen und alles würzen. Diese Masse in die Formen geben, sodass sie bis ganz oben voll werden.

7. Im Backofen überbacken.

Hüttenkäse-Gemüse-Salat mit Knäckebrot

Nährwerte pro Portion

172 kcal - 7 g Eiweiß - 4 g Fett - 27 g Kohlenhydrate
Zutaten für 5 Portionen

10 g Meerrettich, frisch oder aus dem Glas
100 g Möhren
15 g Petersilie
100 g Frühlings-/Lauchzwiebeln, frisch
30 ml Gemüsebrühe
20 g Apfelessig
5 g Senf (mittelscharf)
5 g Honig
Jodsalz
10 g Rapsöl
75 g Buttermilch
100 g Apfel, frisch
60 g Sprossen gemischt
100 g Hüttenkäse (Viertelfettstufe)
125 g Knäckebrot

Zubereitung

1. Brühe, Essig, Senf, Meerrettich, Honig, Salz und Pfeffer mischen und anschließend Öl und Buttermilch langsam unterrühren.

2. Geriebene Möhre, Apfelwürfel und Lauchringe unter dem Dressing umrühren. Die gewaschenen Sprossen, die geschnittenen Kräuter und den Hüttenkäse dazugeben und ziehen lassen.

3. Zuletzt mit dem Knäckebrot servieren.

Kichererbsen-Gemüseeintopf

316 kcal

200 g verschiedene Gemüse in Würfel geschnitten
(z.B. Paprika, Zucchini, Karotten, Kohlrabi, Lauch)
1 Tomate, gewürfelt
1 Schalotte, fein gewürfelt
1 TL Olivenöl
Prise Kreuzkümmel, gemahlen
¼ TL Paprikapulver, mild
1 EL Tomatenmark
200 ml Gemüsebrühe,
80 g Kichererbsen, (Konserve)
1 TL gehacktes Basilikum
1 EL geriebener Parmesankäse
Salz, Pfeffer

Die Gemüse mit der gehackten Schalotte in einem Topf mit dem Olivenöl anschwitzen. Die Tomate dazugeben. Mit Kreuzkümmel, Paprikapulver, Salz und Pfeffer würzen. Tomatenmark dazugeben und mit der Gemüsebrühe auffüllen. Mit Deckel 15 Minuten köcheln lassen. Die Kichererbsen und das Basilikum dazugeben. Zum Servieren mit Parmesankäse bestreuen.

Schwarzbeere Zauber

Zutaten

80 Gramm Spinat
90 Gramm Himbeeren
90 Gramm Schwarzbeeren
200 ml Mandelmilch (ungesüßt)
22 Gramm Soja-Protein
5 Gramm Kürbiskerne
Proteine 26g, Fett 6g, Kohlenhydrate 19g, Ballaststoffe 11g, 255 Kcal

Zubereitung

Geben Sie die Nüsse, Samen oder Kerne in den großen Behälter. Schrauben Sie die NutriBullet Extraktor-Klingen an der Oberseite des Behälters an. Drehen Sie den Behältern nun um, verbinden Sie ihn mit der NutriBullet Power Base Basiseinheit und starten Sie den Extraktionsvorgang durch eine Drehung. Extrahieren Sie für 30 Sekunden. Geben Sie den Rest der festen Zutaten in den Behälter und drücken alles unter der MAX Linie zusammen. Füllen Sie dann den Behälter mit der jeweiligen Flüssigkeit auf. Schrauben Sie die NutriBullet™ Extraktor-Klingen an der Oberseite des Behälters an. Drehen Sie den Behältern nun um, verbinden Sie ihn mit der NutriBullet Power Base Basiseinheit und starten Sie den Extraktionsvorgang durch eine Drehung erneut. Extrahieren Sie all das Gute aus den Zutaten bis alles gleichmäßig flüssig ist (rund 20 Sekunden).

Waffeln

Zutaten:
3 Eier (M)
100 g Magerquark
6 EL Proteinpulver (Vanille)
5 EL Butter
2 EL Rapsöl
2 EL Stevia

Zubereitung:
Alle Zutaten miteinander verrühren.
Teig im Waffeleisen ausbacken.

Leberkäse-Gratin

Zeitaufwand: 30 Minuten

Nährwertangaben pro Portion:
Kcal: 590
Protein: 26g
Fett: 30g
Kohlenhydrate: 54g

Zutaten für 2 Portionen:
150g Leberkäse
30g Emmentaler Käse
150g Eier-Nudeln
1 Esslöffel Öl
Salz, Pfeffer
Zubereitung:

1. Nudeln in der Pfanne mit Öl 4 bis 5 Minuten anbraten und herausnehmen.
2. Leberkäse in mundgerechte Stücke teilen und in die schon benutzte Pfanne geben und einige Minuten anbraten.

3. Nudeln und Leberkäse mischen und mit Salz und Pfeffer würzen. Emmentaler darüber reiben und im vorgeheizten Backofen bei 200 Grad (Ober-/Unterhitze) eine Viertelstunde überbacken.

Ratatouille

Zutaten:
1 Zwiebel
1 Tomate
1 Knoblauchzehe
1EL Olivenöl
1 rote Paprika
50ml Gemüsebrühe
1 Zucchini
Zubereitung**:**
1.
Zwiebeln und Knoblauch waschen, schälen und in kleine Stücke schneiden.
2.
Zucchini, Paprika und Tomate waschen und in kleine Scheiben schneiden.
3.
Eine Pfanne mit Olivenöl erhitzen die Zutaten 5 bis 10 Minuten
andünsten, die Gemüsebrühe hinzugeben, mit Salz und Pfeffer würzen und
alles nochmal 5 Minuten köcheln lassen.

Rhabarber-Käsekuchen

Portionen: 1 Portion
Zeitaufwand: 15 Minuten + Backzeit
Nährwertangaben: ca. 90 kcal pro Stück

Zutaten:
450 g Quark Magerstufe
200 g Rhabarber
60 g Grieß
2 Eier
2 TL Süßstoff flüssig
1 TL Zitronenschale gerieben
1 TL Butter
5 Tropfen Vanillearoma
Salz

Zubereitung:

1. In einer Schale Butter, Eier und Süßstoff verrühren. Anschließend eine Prise Salz, die Zitronenschalen, Quark, Grieß und Vanillearoma dazugeben und den klein geschnittenen Rhabarber unterheben. Alles in eine ca. 20 cm breite, eingefettete Springform geben und im vorgeheizten Backofen bei 180°C für 55 Minuten backen.

2. Wer Rhabarber nicht mag, kann stattdessen auch andere backofengeeignete Früchte wie etwa Pfirsiche oder Erdbeeren verwenden.

Romanasalat mit Bulgur

ca. 185 Kalorien
Zubereitungszeit: ca. 5 Minuten

Zutaten:

2 Esslöffel Bulgur
6 Esslöffel Gemüsebrühe
150 g Romana-Salat
2 Frühlingszwiebeln
1 Teelöffel Essig
1 Esslöffel Wasser
1 Spritzer Zitronensaft
1 Teelöffel Olivenöl
1 Prise Salz
Etwas Pfeffer

Zubereitung:

1. Den Bulgur mit der heißen Brühe mischen und aufquellen lassen.
2. In der Zwischenzeit das Dressing zubereiten. Dazu Essig, Wasser, Zitronensaft und Öl mit Salz und Pfeffer verrühren.
3. Die Frühlingszwiebeln in Ringe schneiden. Mit dem Salat mischen und mit dem Dressing marinieren.
4. Den ausgequollenen Bulgur unter den Salat heben.

Gefülltes Paprika-Hähnchen

Rezept für eine Portion

Kalorien: 300 / Portion

Zutaten:
- 3 Paprika, rot
- 250 g Hähnchenbrust
- 4 Scheibenkäse
- 2 Zucchini
- 100 g Champignons
- 2 Schalotten
- 2 EL Olivenöl
- Salz, Pfeffer

Zubereitung**:**

1. Backofen vorheizen auf 175 C (Umluft).
2. Paprika in zwei Hälften trennen, Zucchini in Würfel, Champignons in Stückchen, Schalotten in kleine Würfel schneiden.
3. Hähnchenbrust in kleine Streifen schneiden, Öl in die Pfanne geben und wenn es leicht erhitzt ist, Schalotten und Hähnchen darin anbraten.
4. Zucchini und Champignons zufügen, würzen und kurz mitbraten.
5. Das Gemüse zusammen mit den Hähnchenstreifen in die Hälften der Paprika geben und Käse auflegen.

6. Paprikahälften in eine Auflaufform geben und 15 Minuten im Ofen gratinieren.
Zum Schluss mit gehackten Kräutern bestreuen.

Tomatensalat mit Weizenkeimen und Kichererbsen

Nährwerte pro Portion

293 kcal - 20 g Eiweiß - 7 g Fett - 50 g Kohlenhydrate
Zutaten für 5 Portionen

400 g Tomaten (frisch)
400 g Kichererbsen (Konserve, abgetropft)
200 g Weizenkeime
25 g Zwiebeln, geschält
3 g Senf
5 g Honig
8 ml Kräuteressig
10 ml Rapsöl
8 g Petersilie
Jodiertes Salz
Pfeffer

Zubereitung

1. Schneiden Sie die Tomaten für den Tomatensalat in Achtel. Die Kichererbsen abgießen. Weizensprossen waschen und trocken schleudern. Zwiebeln in feine Würfel schneiden.

2. Senf, Honig und Öl zu einem Dressing vermengen, gehackte Zwiebeln und Petersilie dazugeben und mit Salz und Pfeffer würzen. Mischen Sie alles mit dem Salat.

Putengeschnetzeltes mit Kohlrabispaghetti

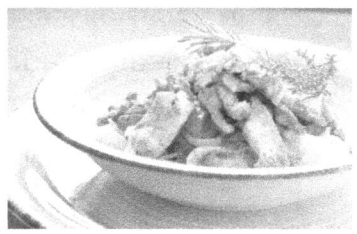

312 kcal
1 TL   Olivenöl
125 g Putengeschnetzeltes
50 g Gemüsestreifen (z.B. Karotten, Sellerie, Paprika)
½ TL Paprikapulver, mild
1 EL Ajvar, mittelscharf (Paprikacreme)
1 Knoblauchzehe, gehackt oder durchgedrückt
80 ml Gemüsebrühe
1 TL Crème fraîche, Legere
150 g Kohlrabispaghetti oder Kohlrabinudeln (siehe Tipp unten)
1 TL gehackte Petersilie
Chilipuver nach Belieben
Salz, Pfeffer

In einer beschichteten Pfanne das Ölivenöl erhitzen und zuerst die Gemüsestreifen anbraten, dann das Putengeschnetzelte dazugeben und weiterbraten. Mit Salz, Pfeffer und Paprikapulver würzen. Das Ajvar und den Knoblauch dazugeben und mit der Gemüsebrühe ablöschen. Alles 5 Minuten dünsten lassen. Zum Schluss die Crème fraîche unterrühren.

Die Kohlrabispaghetti in Salzwasser kurz (20-30 Sekunden) kochen lassen, dann auf einem Sieb abtropfen und anschließend mit der Petersilie vermengen. Mit dem Putenragout auf einem Teller anrichten.

Tipp! Kohlrabispaghetti lassen sich am leichtesten mit einem Gemüse-Spiralschneider herstellen. In manchen Supermärkten gibt es Gemüsespaghetti auch fertig zu kaufen.

Italienisches Hackfleisch

Portionen: 4
Schwierigkeit: leicht
Vorbereitung: 15 Minuten
Zubereitung: ca. 45 Minuten
Kalorien: 338/ Person

Zutaten:
450 g Hackfleisch gemischt
100 g getrocknete Tomaten in Öl eingelegt
70 g Mozzarella
2 Eier
20 g Joghurt
15 g Paniermehl
Oregano
Petersilie
Italienische Kräuter
3 Spritzer Worcestershiresoße
Pfeffer, Chili, Paprika und Salz

Zubereitung:

Hackfleisch, Eier, das Paniermehl, die Kräuter, Worcestershiresoße und die Gewürze in einer Schüssel gut verrühren.
Den Backofen auf 180°C Umluft vorheizen.
Die getrockneten Tomaten gut abtropfen lassen und klein schneiden, Mozzarella klein würfeln und zum

Hackfleisch geben und gut verrühren.
Die Hackfleischmischung in eine Kastenform geben, auf der mittleren Schiene 40 Minuten backen. Nach ca. 20 Minuten die ausgelaufene Flüssigkeit abgießen und weiter durchbacken.

Kohl und Guave Wirbel

Zutaten

40 Gramm Mangold
40 Gramm Kohlblätter gezupft
90 Gramm Guave
90 Gramm Himbeeren
200 ml Mandelmilch (ungesüßt)
25 Gramm Reis-Protein
2 Gramm Chia-Samen
Proteine 27g, Fett 5g, Kohlenhydrate 17g, Ballaststoffe 14g, 258 Kcal
Zubereitung

Geben Sie die Nüsse, Samen oder Kerne in den großen Behälter. Schrauben Sie die NutriBullet Extraktor-Klingen an der Oberseite des Behälters an. Drehen Sie den Behältern nun um, verbinden Sie ihn mit der NutriBullet Power Base Basiseinheit und starten Sie den Extraktionsvorgang durch eine Drehung. Extrahieren Sie für 30 Sekunden. Geben Sie den Rest der festen Zutaten in den Behälter und drücken alles unter der MAX Linie zusammen. Füllen Sie dann den Behälter mit der jeweiligen Flüssigkeit auf. Schrauben Sie die NutriBullet™ Extraktor-Klingen an der Oberseite des Behälters an. Drehen Sie den Behältern nun um, verbinden Sie ihn mit der NutriBullet Power Base Basiseinheit und starten Sie den Extraktionsvorgang durch eine Drehung erneut. Extrahieren Sie all das Gute aus den Zutaten bis alles gleichmäßig flüssig ist (rund 20 Sekunden).

Kartoffelspalten mit Thunfisch an Kapern

Zeitaufwand: 15 Minuten

Nährwertangaben pro Portion:
Kcal: 410
Protein: 46g
Fett: 13g
Kohlenhydrate: 27g

Zutaten für 2 Portionen:
360g Thunfischsteak
1 Knoblauchzehe, geschält und gehackt
Saft einer halben Zitrone
1 Esslöffel Kapern aus dem Glas
Salz, Pfeffer, etwas Olivenöl
250g Kartoffelspalten (TK)
Zubereitung:

1. TK-Kartoffelspalten anweisungsgemäß zubereiten. Kapern mittelgroß hacken.

2. Thunfisch in einer Pfanne mit Olivenöl beidseitig anbraten. Salz, Pfeffer, Zitronensaft, Kapern und Knoblauch hinzugeben und 3 Minuten anschwitzen.

Hähnchencurry mit Blumenkohlreis

Zutaten:
1 Blumenkohl
400ml Kokosmilch
200g Blattspinat
300ml Hühnerbrühe
4 Hähnchenbrustfilets
5TL Zitronensaft
3EL Olivenöl
Salz und Pfeffer
2TL Currypulver
100ml Wasser
Zubereitung:

1. Blumenkohl waschen, in kleine Stücke schneiden und mit einer Küchenmaschine in Reiskörner verkleinern.
2. Blumenkohl in einen Topf mit 100ml kochendem Salzwasser geben und ca. 15 Minuten andünsten.
3. Den Blattspinat waschen und trocknen und die Hähnchenbrustfilets in kleine Stücke schneiden.
4. Eine Pfanne mit Olivenöl erhitzen, das Fleisch anbraten und mit Salz und Pfeffer würzen.

5.
Kokosmilch, Hühnerbrühe und Currypulver hinzugeben, mit Zitronensaft abschmecken, den Blumenkohl hinzugeben und gut mischen.

Infused Water Apfel-Zimt-Drink

Portionen: 1 Portion
Zeitaufwand: 5 Minuten
Nährwertangaben: max. 10 kcal

Zutaten:
1 l Wasser
1 Apfel süß
1 Zimtstange
Eiswürfel

Zubereitung:

1. Wasser in eine Flasche gießen, den Apfel waschen und in kleine Stücken schneiden. Die Zimtstange wie einen Strohhalm ins Wasser legen und die Apfelstücken dazu geben.

2. Bei sofortigem Genuss Eiswürfel hinzugeben, ansonsten in den Kühlschrank stellen und zu einem späteren Zeitpunkt genießen.

Knäckebrot mit Quark und Schinken

Kalorien: 85,5 kcal | Eiweiß: 3,7 Gramm | Fett: 1,6 Gramm | Kohlenhydrate: 11,6 Gramm

Zutaten für eine Person:

1 Scheibe Knäckebrot | 1 EL Quark mit 10 % Fett | 1 TL Petersilie, gehackt | 1 Prise Pfeffer, schwarz | 2 dünne Scheiben Putenschinken

Zubereitung:

Das Knäckebrot mit dem Quark bestreichen, mit Petersilie und Pfeffer bestreuen und mit dem Putenschinken belegen. Sie sollten Putenschinken ohne Fettrand verwenden.

Möhrencreme-Suppe

ca. 130 Kalorien
Zubereitungszeit: ca. 12 Minuten

Zutaten:

1 Schalotte
2 Möhren
300 ml Gemüsebrühe
1 Prise Salz
Etwas Pfeffer
2 Esslöffel Sojasahne oder Kochcreme
ca. ½ Teelöffel Johannisbrotkernmehl (alternativ etwas Speisestärke)

Zubereitung:

1. Die Schalotte in Ringe schneiden, die Möhre ein dünne Scheiben schneiden oder raspeln.

2. Die Brühe aufkochen lassen, Möhre und Schalotte hinzufügen und ca. 8 Minuten bei mittlerer Hitze garen.

3. Anschließend pürieren. Mit Salz und Pfeffer abschmecken.

4. Sojasahne oder Kochcreme mit Johannisbrotkernmehl (alternativ Speisestärke)

verquirlen und die Suppe damit andicken. Nochmals aufkochen lassen und servieren.

Omelett mit Kochschinken und Champignons

520 kcal | 50g Eiweiß | 30g Fett

Zubereitungszeit: 20 Minuten

Portionen: 1

Zutaten:

- 4 mittelgroße Eier
- 4 große Champignons
- 150 g Kochschinken (Aufschnitt)
- 25 ml Mineralwasser mit Sprudel
- 3 EL Sahne
- 2 TL Olivenöl
- 1 Bund Petersilie
- 1 Prise Meersalz und Pfeffer

Zubereitung:

1. Wir nehmen eine Rührschüssel und geben die Eier, die Sahne und das Mineralwasser hinein bevor wir alles mit einem Schneebesen aufschlagen.

2. Dann zupfen wir die Petersilie vom Stiel, hacken diese in kleine Stücke und geben sie zu der Eimasse hinzu. Mit etwas Salz und Pfeffer schmecken wir die Eimischung ab.

3. Den gekochten Schinken schneiden wir in Streifen, die Champignons in Scheiben.

4. Jetzt geben wir das Olivenöl in eine Pfanne und erhitzen es. Zunächst braten wir die Pilze kräftig an, nehmen diese dann aus der Pfanne und geben anschließend das Ei in die heiße Pfanne.

5. Stockt das Omelett, wenden wir es noch einmal. Dann nehmen wir es aus der Pfanne und servieren es auf einem Teller. Jetzt geben wir die Champignons und den Kochschinken auf das Omelett und klappen es zusammen.

Zucchini gefüllt mit Gemüse

Rezept für vier Portionen

Kalorien: 223 / Person

Zutaten:
- 2 Zucchini oder 3 kleine
- Ungefähr 10 Champignons
- 1 Paprika, gelb
- 1 Chilischote
- 250 g Mozzarella
- 5 Tomaten
- 3 Knoblauchzehen
- Frisches Basilikum
- 2 EL Olivenöl
- Salz und Pfeffer

Zubereitung**:**

1. Backofen vorheizen auf 180 C (Umluft).
2. Zucchini in der Länge halbieren und Kerne herausnehmen.
3. Köpfe der Champignons in Stücke schneiden.
4. Paprika und Tomaten in Würfel, Chilischote in Ringe schneiden.
5. Knoblauch und Basilikum gründlich und fein zerhacken.

6. Olivenöl erwärmen, Champignons, Chili, Knoblauch und Paprika darin braten.
7. Dann Tomaten und Basilikum hinzufügen, alles verrühren und würzen.
8. Mit dieser Gemüsesoße die Zucchinis füllen, anschließend Mozzarella darüber streuen.

9. Zucchinis in eine geeignete Auflaufform legen und für 20 Minuten garen (im Ofen).

Curry-Kokos-Suppe mit Ingwer

Nährwerte pro Portion

143 kcal - 3 g Eiweiß - 11 g Fett - 8 g Kohlenhydrate

Zutaten für 5 Portionen

Curry-Kokos-Suppe mit Ingwer
75 g Sellerie/Knollensellerie
75 g Möhren
150 ml Milch (1,5 % Fett)
15 ml Rapsöl
10 g Ingwer, frisch
Currypulver
400 ml Gemüsebrühe
250 ml Kokosmilch
Jodsalz
Pfeffer, gemahlen
15 ml Zitronensaft
50 ml Schlagsahne (30 % Fett)

Garnitur
Koriander
5 ml Rapsöl
100 g Apfel
10 g Sesamsamen

Zubereitung

1. Sellerie und Karotten schälen und in Würfel schneiden, Ingwer fein hacken oder raspeln. Rapsöl erhitzen und Sellerie, Möhren und Ingwer darin

anbraten. Fügen Sie das Currypulver hinzu und schwitzen Sie es mit an.

2. Gemüsebrühe, Milch und Kokosmilch dazugeben, das Gemüse darin weich kochen und die Suppe mit einem Stabmixer pürieren.

3. Mit Salz, Pfeffer, Zitronensaft und Sahne abschmecken.

4. Die Äpfel in Würfel schneiden und mit Sesam in Rapsöl anbraten.

5. Die Suppe portionieren, die Apfel-Sesam-Mischung darauf geben und mit gehacktem Koriander bestreut servieren.

Rührei mit Schinken und Radieschen-Salat

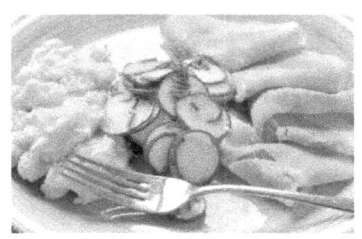

290 kcal
2 große Eier
½ TL Rapsöl
100 g Radieschen
1 TL Schnittlauch, geschnitten
50 g gekochter Schinken (mager)
Salz, Pfeffer

Die Eier verquirlen und mit Salz und Pfeffer würzen. Eine beschichtete Pfanne mit etwas Rapsöl auspinseln und das Ei unter ständigem Rühren stocken lassen. Die Radieschen in feine Scheiben schneiden und leicht salzen mit dem Schnittlauch bestreuen. Alles zusammen mit dem Schinken auf einem Teller anrichten.

Entenbrust auf Wok-Gemüse

Portionen: 4
Schwierigkeit: leicht
Vorbereitung: 45 Minuten
Zubereitung: 40 Minuten
Kalorien: 220

Zutaten:
500 g Entenbrust
250 g Chinakohl, 250 g Brokkoli und 150 g Kaiserschoten
12 Champignons
3 Knoblauchzehen
3 Frühlingszwiebeln und 2 rote Chilischoten
1 rote Paprika
4 cm großes Stück Ingwer und 1 Zitrone
100 ml Gemüsefond
6 EL Sojasoße
2 EL Sesamöl
2 TL Honig und Salz und Pfeffer

Zubereitung:

Entenbrust in feine Streifen schneiden. Chinakohl in kleine Streifen schneiden, Brokkoliröschen vom Stiel entfernen und die Champignons halbieren. Frühlingszwiebeln in Ringe schneiden, Knoblauchzehen und den Ingwer in feine Scheiben schneiden,

Chilischoten fein hacken und die Paprika in kleine Stückchen schneiden. Das Öl im Wok erwärmen, Entenbrust mit Zwiebel scharf anbraten, dann in einer Schüssel bereitstellen. Den Brokkoli, die Paprika und die Kaiserschoten mit dem Knoblauch und Ingwer in den noch heißen Wok geben und gut anbraten. Champignons, Chinakohl und Chilischoten zuletzt dazugeben, Fond hinzugießen und Fleisch mit Zwiebel dazugeben. Sojasoße, Honig und Zitronensaft untermenge, würzen und kurz köcheln lassen.

Guave Beleber

Zutaten

80 Gramm Brokkoli Röschen
90 Gramm Guave
120 Gramm gewürfelte Rote Beete
200 ml Wasser
25 Gramm Molkeneiweiß
4 Gramm Kürbiskerne
Proteine 26g, Fett 4g, Kohlenhydrate 22g, Ballaststoffe 12g, 257 Kcal

Zubereitung

Geben Sie die Nüsse, Samen oder Kerne in den großen Behälter. Schrauben Sie die NutriBullet Extraktor-Klingen an der Oberseite des Behälters an. Drehen Sie den Behältern nun um, verbinden Sie ihn mit der NutriBullet Power Base Basiseinheit und starten Sie den Extraktionsvorgang durch eine Drehung. Extrahieren Sie für 30 Sekunden. Geben Sie den Rest der festen Zutaten in den Behälter und drücken alles unter der MAX Linie zusammen. Füllen Sie dann den Behälter mit der jeweiligen Flüssigkeit auf. Schrauben Sie die NutriBullet™ Extraktor-Klingen an der Oberseite des Behälters an. Drehen Sie den Behältern nun um, verbinden Sie ihn mit der NutriBullet Power Base Basiseinheit und starten Sie den Extraktionsvorgang durch eine Drehung erneut. Extrahieren Sie all das Gute aus den Zutaten bis alles gleichmäßig flüssig ist (rund 20 Sekunden).

Mozzarella Baggies

Zeitaufwand: 20 Minuten

Nährwertangaben pro Portion:
Kcal: 430
Protein: 15g
Fett: 13g
Kohlenhydrate: 62g

Zutaten für 2 Portionen:
2 Ciabatta-Brote à je 300g
100g Mozzarella
1 Pckg. Pesto, küchenfertig
2 Tomaten
Zubereitung:

1. Tomaten waschen, in Scheiben schneiden. Den Mozzarella in feine Scheiben teilen.
2. Ciabatta-Brote alle 4 cm einschneiden und das Pesto in die Einschnitte füllen. Sodann je eine Mozzarella-Scheibe und eine Tomatenscheibe in die Einschnitte legen.

3. Im vorgeheizten Backofen bei 180 Grad (Ober-/Unterhitze) 12 Minuten erhitzen.

Gebratenes Gemüse

Zutaten:
½ Zucchini
1 Zwiebel
1 Tomaten
1TL Olivenöl
½ Aubergine
Salz und Pfeffer
½ Paprika
Zubereitung**:**

1. Das Gemüse waschen, in kleine Scheiben schneiden, in eine erhitze Pfanne legen
und von beiden Seiten anbraten.
2. Tomaten und Zwiebel zum Schluss hinzugeben, anbraten und anschließend alles in eine Schale geben und gut mischen.

Karotten-Muffins

Portionen: 1 Portion
Zeitaufwand: 30 Minuten + Backzeit
Nährwertangaben: ca. 80 kcal pro Muffin

Zutaten:
160 g Vollkornmehl
150 g Karotten
150 ml Magerjoghurt
100 ml Milch
7 g Backpulver
7 g Xucker
2 Eier
1⁄4 TL Salz

Zubereitung:

1. In einer Schüssel die aufgeschlagenen Eier mit Magerjoghurt, Milch und Xucker verrühren. In einer separaten Schüssel Mehl, Salz und Backpulver durchsieben und mit der Eimischung vermengen. Karotten raspeln, mit in den Teig rühren und den Teig nun auf Muffin- Formen verteilen. Die Form sollte ca. zu 3⁄4 voll sein.

2. Nun die Form im vorgeheizten Backofen bei 180°C für 25 Minuten backen. Muffins abkühlen lassen und genießen!

Haferkleie mit Beeren

Kalorien: 92,7 kcal | Eiweiß: 3,7 Gramm | Fett: 1,5 Gramm | Kohlenhydrate: 16,1 Gramm
Zutaten für eine Person:
2 EL Haferkleie | 80 ml Milch mit 0,3 % Fett | etwas Vanillearoma | 1 Spritzer Süßstoff | 1 kleine Prise Lavendelsalz | 60 Gramm Johannisbeeren, rot oder schwarz (frisch oder TK)
Zubereitung:

Die Haferkleie in einer beschichteten Pfanne ohne Fett leicht anrösten. Vom Herd nehmen und mit der Milch übergießen. Kurz quellen lassen und mit Vanille, Süßstoff und Lavendelsalz abschmecken. Die Johannisbeeren einrühren und schon ist das gesunde Frühstück mit vielen Ballaststoffen fertig.

Schnelle Brühe mit Sprossen

ca. 50 Kalorien
Zubereitungszeit: ca. 3 Minuten

Zutaten:

1 Teelöffel Gemüsebrühe-Pulver
50 g frische Sojasprossen
1 Esslöffel trockener Weißwein (nach Belieben)
1 Esslöffel gehackte Petersilie

Zubereitung:

1. 200 ml Wasser zum Kochen bringen, das Suppenpulver darin auflösen.
2. Die Sojasprossen hinzugeben und 2 Minuten in der Suppe garziehen lassen.
3. Den Wein (nach Belieben) einrühren.
4. Petersilie hacken und vor dem Servieren über die Suppe streuen.

Belegte Low Carb Schnitten mit Forelle und Rucola

700 kcal | 32g Eiweiß | 45g Fett

Zubereitungszeit: 15 Minuten

Portionen: 1

Zutaten:

- 2 Scheiben Low Carb Brot
- 50 g geräucherte Forelle
- 30 g Rucola
- 1 mittelgroßes Ei
- 3 Cherrytomaten
- 25 g Butter
- 1 Prise Meersalz und Pfeffer

Zubereitung:

1. Einen kleinen Topf mit Wasser zum Kochen bringen, das Ei hineingeben und für circa 10 Minuten kochen bis es hart ist.

2. Wir nehmen ein Holzbrett, legen das Brot darauf und bestreichen es nach Geschmack mit der Butter.

3. Den Rucola befreien wir von den Stielen und belegen damit jetzt das Brot.

4. Jetzt zerteilen wir die Tomaten in kleine Viertel.

5. Das gekochte Ei schrecken wir kurz ab, pellen es ab und schneiden es in Scheiben. Die Eierscheiben

legen wir auf den Rucola, obendrauf kommt die Forelle und dazu die Tomatenviertel. Jetzt schmecken wir das Ganze nur noch mit Salz und Pfeffer nach Belieben ab.

Selleriepüree mit Spiegelei und gebratenen Kirschtomaten

Kalorien: 299 / Portion

Zutaten:
- 300 g Sellerie, geschält, gewürfelt
- 40 g Sauerrahm 10 % Fett
- 2 Eier
- 100 g Kirschtomaten
- 1 TL Olivenöl
- Oregano
- Spritzer Zitronensaft
- Salz, Pfeffer

Zubereitung:

1. Den Sellerie in Salzwasser mit etwas Zitronensaft garkochen, aus dem Kochwasser nehmen und mit einem Pürierstab oder Mixer zusammen mit dem Sauerrahm fein pürieren. Für eine cremigere Konsistenz kann noch etwas Kochwasser dazugegeben werden.
2. Mit Salz und Pfeffer abschmecken.
3. Die Kirschtomaten halbieren und mit Olivenöl in einer Pfanne anbraten. Die Kirschtomaten aus der Pfanne nehmen und darin gleich im Anschluss die Spiegeleier braten.
4. Mit Salz, Pfeffer und Oregano würzen. Alles zusammen servieren.

Kressesuppe mit Räucherlachsstreifen

Nährwerte pro Portion

85 kcal - 6 g Eiweiß - 4 g Fett - 7 g Kohlenhydrate

Zutaten für 5 Portionen

50 g Knollensellerie
10 g Saure Sahne (10 % Fett)
50 g Möhren
125 ml Milch (1,5 % Fett)
150 g Zwiebeln, geschält
15 g Kresse, frisch
Koriander
20 ml Schlagsahne (30 % Fett)
100 g Kartoffeln, vorwiegend festkochend, frisch, geschält
Pfeffer, gemahlen
5 ml Rapsöl
500 ml Gemüsebrühe
Jodsalz
75 g Räucherlachs

Zubereitung

1. Zwiebeln, Gemüse und Kartoffeln in Würfel schneiden. Zwiebelwürfel in Rapsöl anschwitzen, Gemüse- und Kartoffelwürfel dazugeben und kurz anbraten, Gemüsebrühe und Milch darüber gießen. Die Suppe für 15-20 Minuten kochen, dann pürieren und mit den Gewürzen würzen.

2. Räucherlachsstreifen, Sahne und Kresse separat mit der Suppe servieren.

Bündnerfleisch mit Sellerie-Karottensalat

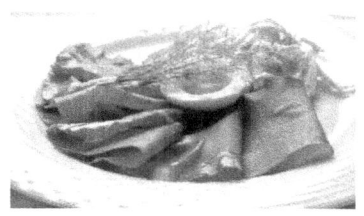

316 kcal

50 g Bündnerfleisch
120 g Selleriestreifen, fein
100 g Karottenstreifen, fein
40 g Apfelstreifen
1 EL Sauerrahm 10% Fett
etwas Zitronensaft
½ hartgekochtes Ei
1-2 eingelegte, kleine Gurken
Salz, Pfeffer

Die Selleriestreifen mit den Karottenstreifen und den Apfelstreifen vermischen. Mit Salz und Pfeffer würzen und mit dem Sauerrahm und dem Zitronensaft vermengen. Mit dem Bündnerfleisch, der eingelegten Gurke und dem hartgekochten Ei anrichten.

Tipp: Die Gemüsestreifen können Sie mit einer Rohkostraffel herstellen. Es gibt im Handel aber auch alle möglichen kleinen Küchenhelfer, mit denen das ebenfalls gut funktioniert. Hier ein Beispiel.

Orecciette mit Lachs in Kräuter

Portionen: 4
Schwierigkeit: leicht
Vorbereitung: 15 Minuten
Zubereitung: 15 Minuten
Kalorien: 561/ Person

Zutaten:
400 g Orecciette
200 g geräucherter Lachs (in Scheiben)
2 Eier
100 ml Gemüsebrühe
2 EL Olivenöl
3 EL Essig
1 Zweig Dill
5 Zweige Estragon
Salz und Pfeffer

Zubereitung:

Nudeln im kochenden Salzwasser 9 Minuten kochen, Eier hart kochen (ca. 9 Minuten)
Dill und Estragon fein hacken, Eier halbieren und vom Eigelb trennen.
Eigelb, Kräuter, Essig, Gemüsebrühe, Olivenöl und Gewürze mit Stabmixer pürieren, bis eine cremige Soße entsteht.
Eiweiß würfeln und in die Soße geben.

Lachs in fingerbreite Streifen schneiden, Nudeln abtropfen lassen und beides unter die Soße mischen.

Kohl Mix

Zutaten

80 Gramm Kohlblätter gezupft
90 Gramm Clementinenscheiben

200 ml Mandelmilch (ungesüßt)
25 Gramm Erbsen-Protein
8 Gramm Chia-Samen
Proteine 27g, Fett 7g, Kohlenhydrate 16g, Ballaststoffe 9g, 254 Kcal

Zubereitung

Geben Sie die Nüsse, Samen oder Kerne in den großen Behälter. Schrauben Sie die NutriBullet Extraktor-Klingen an der Oberseite des Behälters an. Drehen Sie den Behältern nun um, verbinden Sie ihn mit der NutriBullet Power Base Basiseinheit und starten Sie den Extraktionsvorgang durch eine Drehung. Extrahieren Sie für 30 Sekunden. Geben Sie den Rest der festen Zutaten in den Behälter und drücken alles unter der MAX Linie zusammen. Füllen Sie dann den Behälter mit der jeweiligen Flüssigkeit auf. Schrauben Sie die NutriBullet™ Extraktor-Klingen an der Oberseite des Behälters an. Drehen Sie den Behältern nun um, verbinden Sie ihn mit der NutriBullet Power Base Basiseinheit und starten Sie den Extraktionsvorgang durch eine Drehung erneut. Extrahieren Sie all das Gute aus den Zutaten bis alles gleichmäßig flüssig ist (rund 20 Sekunden).

Bratmoppel

Zeitaufwand: 25 Minuten

Nährwertangaben pro Portion:
Kcal: 320
Protein: 8g
Fett: 18g
Kohlenhydrate: 31g

Zutaten für 2 Portionen:
400g Kartoffeln
2 Chilis
1 Zwiebel, geschält und gehackt
250g grüne Bohnen
Currypulver
etwas Butterschmalz
Salz, Pfeffer, Kreuzkümmel, Koriander
Zubereitung:

1. Kartoffeln schälen, waschen, halbieren und weich kochen.
2. Chilischoten waschen und klein hacken. Butterschmalz in der Pfanne erhitzen, die Kartoffeln mit den Zwiebelstücken darin anbraten.
3. Bohnen in Salzwasser blanchieren und zu den Kartoffeln geben.

4. Kartoffeln würzen und die Chilistücke hinzugeben.

Käse-Champignons

Zutaten:

200g
500g Champignons
Hüttenkäse
2EL Kräuter
Salz und Pfeffer
Zubereitung:

1. Den Backofen auf 200°C vorheizen, die Champignons putzen und Strunk entfernen.
2. Hüttenkäse mit den Kräutern mischen und mit Salz und Pfeffer würzen.
3. Champignons mit dem Hüttenkäse füllen und im Backofen ca. 20 Minuten

backen.

Feigen-Rucola-Salat

Kalorien: 113,3 kcal | Eiweiß: 5 Gramm | Fett: 5,8 Gramm | Kohlenhydrate: 9,4 Gramm
Zutaten für eine Person:
1 Feige | 30 Gramm Rucola | 1 EL Granatapfelkerne | 1/4 gelber Paprika | 2 dünne Scheiben Parmaschinken | 1 EL Zitronensaft | 1 TL Olivenöl | grobes Meersalz | bunter Pfeffer aus der Mühle
Zubereitung:

Den Salat auf einem Teller anrichten. Die Feige achteln und darauf verteilen. Die Granatapfelkerne darüber streuen. Den Paprika fein würfeln und ebenfalls auf dem Salat verteilen. Den Parmaschinken grob zerrupfen und auf den Salat geben. Alles mit Zitronensaft und Olivenöl beträufeln und mit Meersalz und Pfeffer aus der Mühle abschmecken.

Blumenkohl-Curry

ca. 185 Kalorien
Zubereitungszeit: ca. 11 Minuten

Zutaten:

300 g Blumenkohl
1 kleine Zwiebel
1 Teelöffel Knoblauchöl

4 Esslöffel Kichererbsen (aus der Dose)
120 ml Kokosdrink
½ Teelöffel Currypulver
1 Prise Salz

Zubereitung:

1. Den Blumenkohl in mundgerechte Stücke, die Zwiebeln in Ringe schneiden.
2. Beides mit dem Öl mischen und einige Minuten marinieren lassen.
3. Die marinierten Gemüsestücke scharf anbraten, dann den Kokosdrink angießen und die Kichererbsen hinzufügen, mit Currypulver und Salz abschmecken und ca. 5 Minuten garen.

www.ingramcontent.com/pod-product-compliance
Lightning Source LLC
Chambersburg PA
CBHW071831080526
44589CB00012B/976